平均寿命が延び、90歳や１００歳まで生きる人が増えてきた昨今、50歳代からはその折り返し点を過ぎ、いよいよ後半の人生に向けて体の準備が必要な年代といえます。

50歳を過ぎると、それまで元気に過ごしていた人といえども、少しずつ心身の衰えを感じるようになります。医学的にも、まず脳の機能が低下し、足腰が衰え、血管が硬くなり、免疫力が下がり、精神面では不安や憂うつ感がつのります。

　このときに何もしないで過ごしていると、将来、認知症や脳血管障害、心臓の病気、がん、歩行困難、うつ病などの病気へと少しずつ進んでいきます。

　しかし、同じ高齢の人でも、元気で生き生きとしている人もいれば、年相応に老いている人もいるし、年齢以上に老けて見える人や、病気と闘っている人もいます。その差は、どこから来るのでしょうか。そこには、日常生活でどれだけ自分の体をケア

いつもの食材で、
おいしい食養生

50歳からの体ととのう薬膳ごはん

中医師
幸井俊高

国際中医薬膳師
幸井由紀子

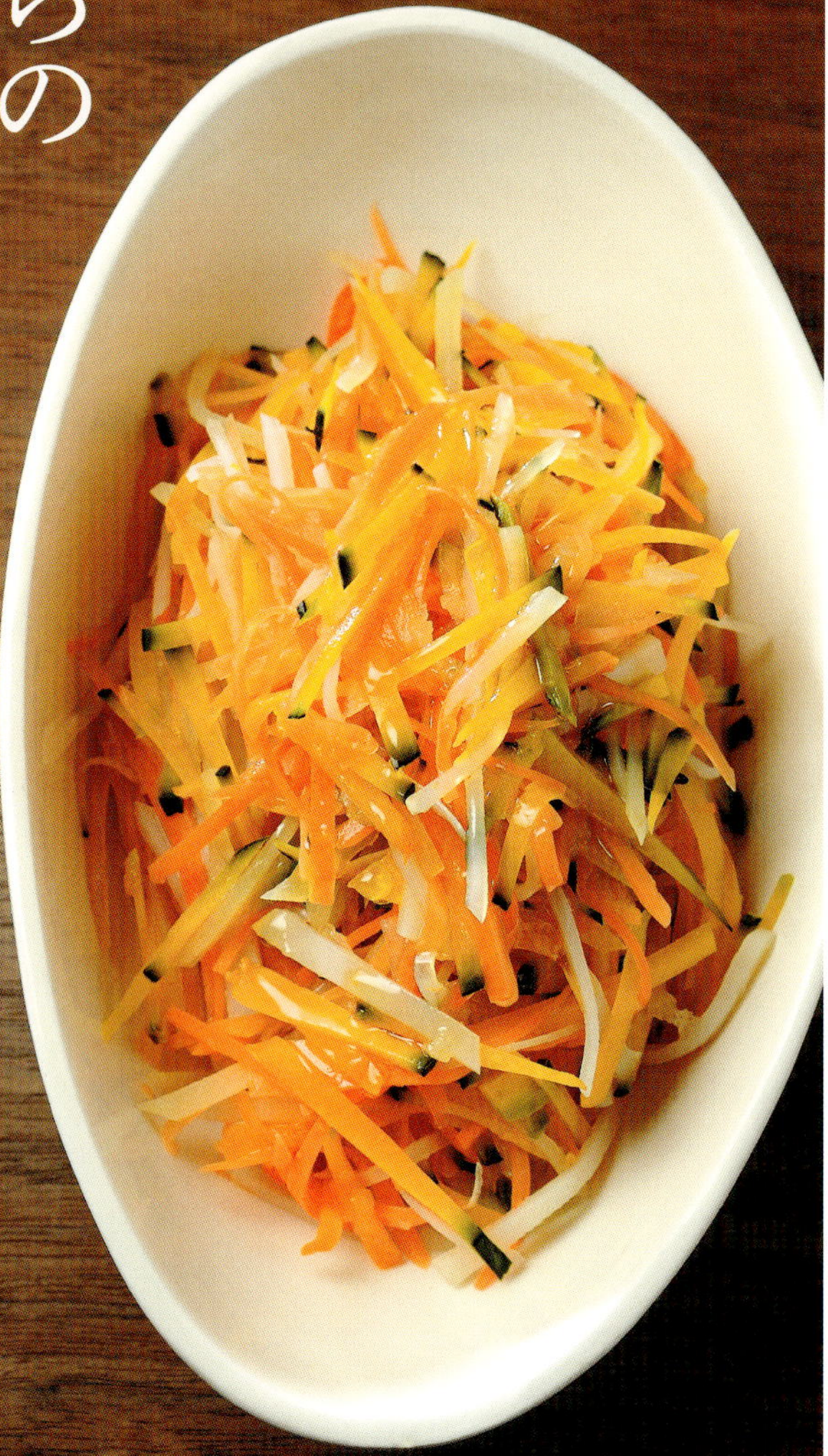

河出書房新社

してきたかが大きく影響しています。

50歳代でも、若々しい人もいれば、すでに老けて見える人や、髪や肌の衰えを実感している人、太ってしまった人、不眠など精神の不調を抱えている人、目の不調を抱えている人、慢性病と闘っている人など、健康な状態とはいいがたい人がたくさんいます。多くは、これまでの生活の不摂生やストレスが、体質を悪いほうに導いた結果でもあります。

しかし、今からでも遅くはありません。これから生活を見直し、自分の体質に合った生活改善を続けることで、老いの進行や体質の悪化を遅らせることができます。それは、あなたの心がけと努力次第です。

元気で健康な状態から、フレイル（加齢により心身が老い衰えた状態）、そして要介護の状態へと進むのを少しでも遅らせ、心身ともに元気な状態で残りの人生を楽しむために、体をととのえて立て直し、加齢による心身の弱まりを防ぐ努力をいたしましょう。

本書では、そのために必要な食養生について、わかりやすく解説しました。体質別、そしてお悩み別に、取り入れたい食材やレシピを紹介しました。食材は手に入りやすいものばかりです。これからのご自身やご家族の健康に向けてご活用ください。

そして食習慣の改善に加え、適度な運動、正しい姿勢、前向きな意識、深い呼吸、心身の脱力、そして明るい笑顔を日々の生活に取り入れ、できるだけ健康な状態でこれからの人生を謳歌していただけると幸いです。

２０２４年6月吉日

中医師　**幸井俊高**

7つの悩み

おいしくて効く 体ととのうレシピ

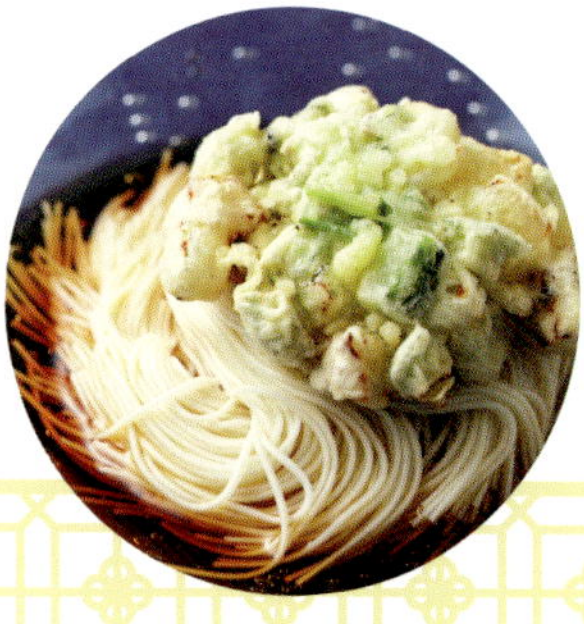

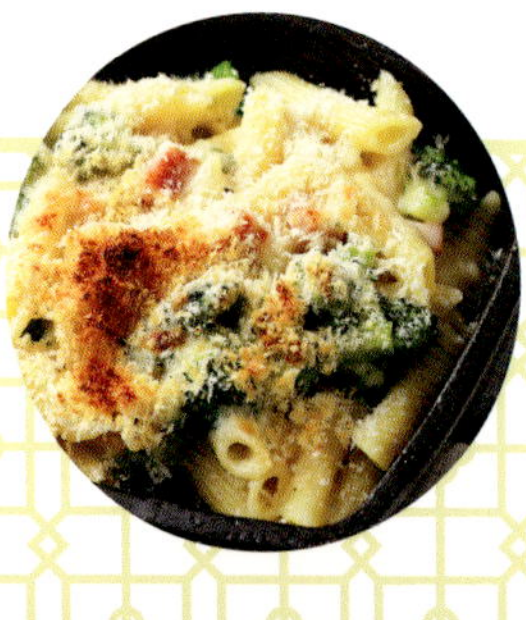

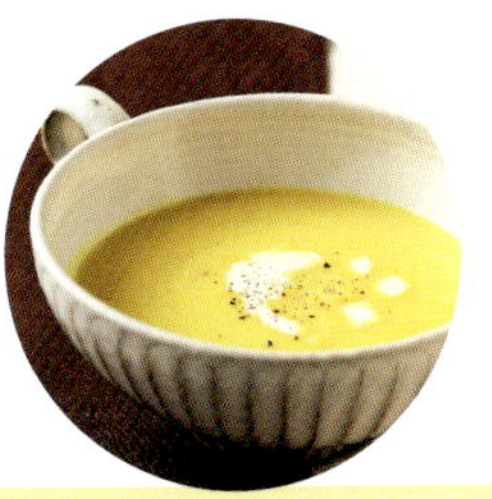

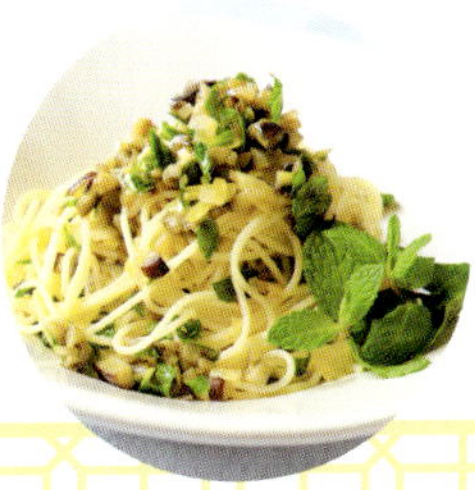

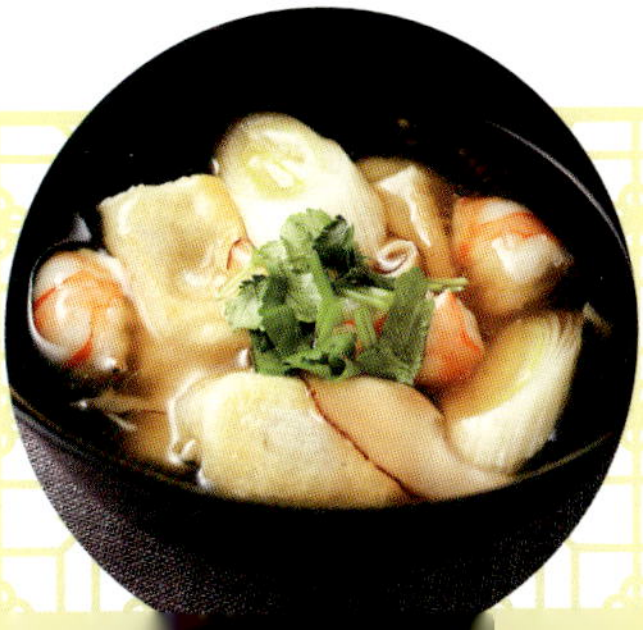

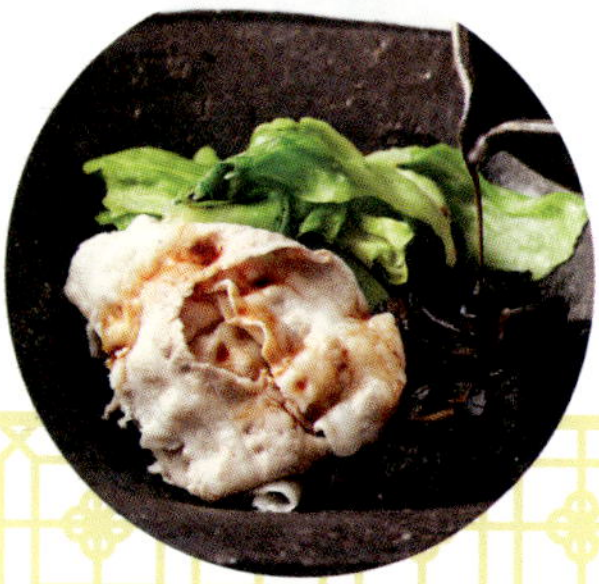

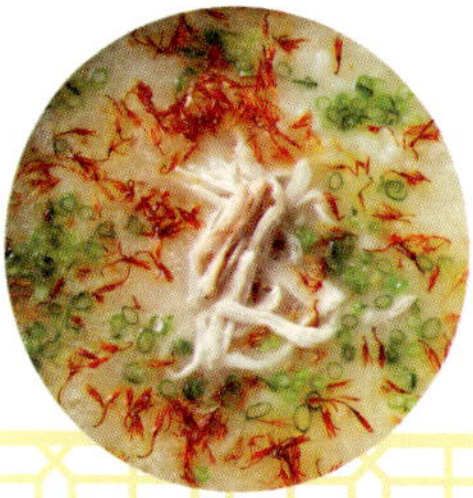

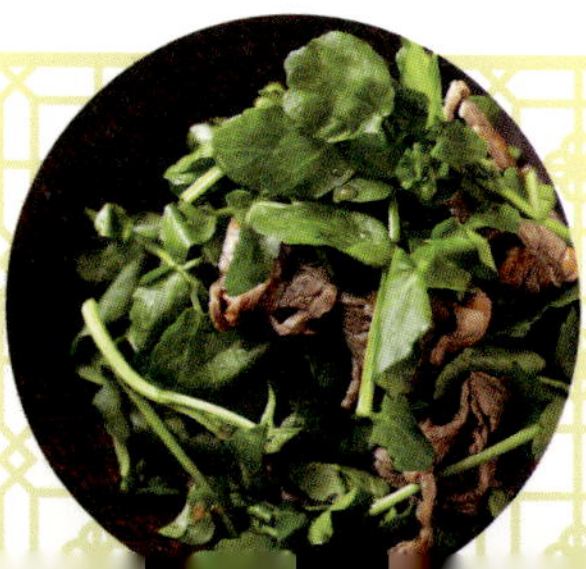

この本では

料理を作る前に

- P8 ～ 16の解説と7つの悩みごとの対策やタイプ別食材などを参考にして、自分に合ったレシピを選んでください。
- 7つの悩み別にレシピを紹介していますが、複数の悩みにふさわしいレシピもありますので、P124 ～127の「食材一覧表」を参考にしてください。

レシピの注意点

- レシピの分量の1カップは200mℓ、大さじ1は15mℓ、小さじは5mℓです。
- だしは昆布と削り節でとったものです。
- 酒は日本酒です。
- 加熱時間は熱源や機種によって変わるので目安としてください。
- 食材や料理を食べても症状や悩みが改善せず、悪化するようなら医師の診断を受けることをおすすめします。

7つの悩み

① 目の疲れ・視力が落ちた

パソコンやスマホの使いすぎで
眼精疲労、ドライアイ、かすみ目、
どんどん度が進む老眼……。
目を根本から守る食材を取り入れよう！

P.18

② 肌と髪を守りたい

肌と髪がパサパサ。
薄毛も気になる……。
エネルギー、栄養、潤いをチャージ&
ストレス改善を始めよう！

P.28

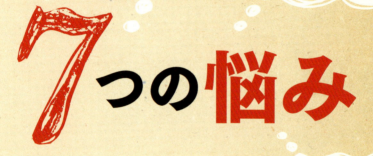

③ 脳の老化が不安

認知症、健忘症、脳卒中など、
重大な問題がそろそろ……。
心身のアンバランスを
ととのえるための食材を！

P.46

④ 太りやすくなった

ストレス太り、代謝の悪化、水太り……。
中年の肥満は万病のもと。
根本的な手を打とう！

P.58

ほっとけない 50歳からの

5 足腰の痛み・衰え

運動量の減少だけが原因ではない!?
冷え、血行や体液代謝の悪化、
栄養不足なども改善すべし!

P.78

6 うつ・無気力が心配

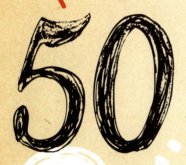

眠れない、疲れやすい、やる気が出ない……。
ストレス改善のための食材を活用して!

P.90

7 免疫力を上げたい

感染症はもちろん、がんの治療や予防にも
不可欠な免疫力。胃腸をととのえて
エネルギーや栄養、潤いをチャージし
抵抗力を高めよう!

P.108

体を芯から立て直すため自分の体質を知る

薬膳の原則は「体質と症状に合わせて食材を選ぶこと」です。まずは、自分の体質を知りましょう。
体質は基本体質、年齢によって変化する体質、季節によって変化する体質の3つでできています。

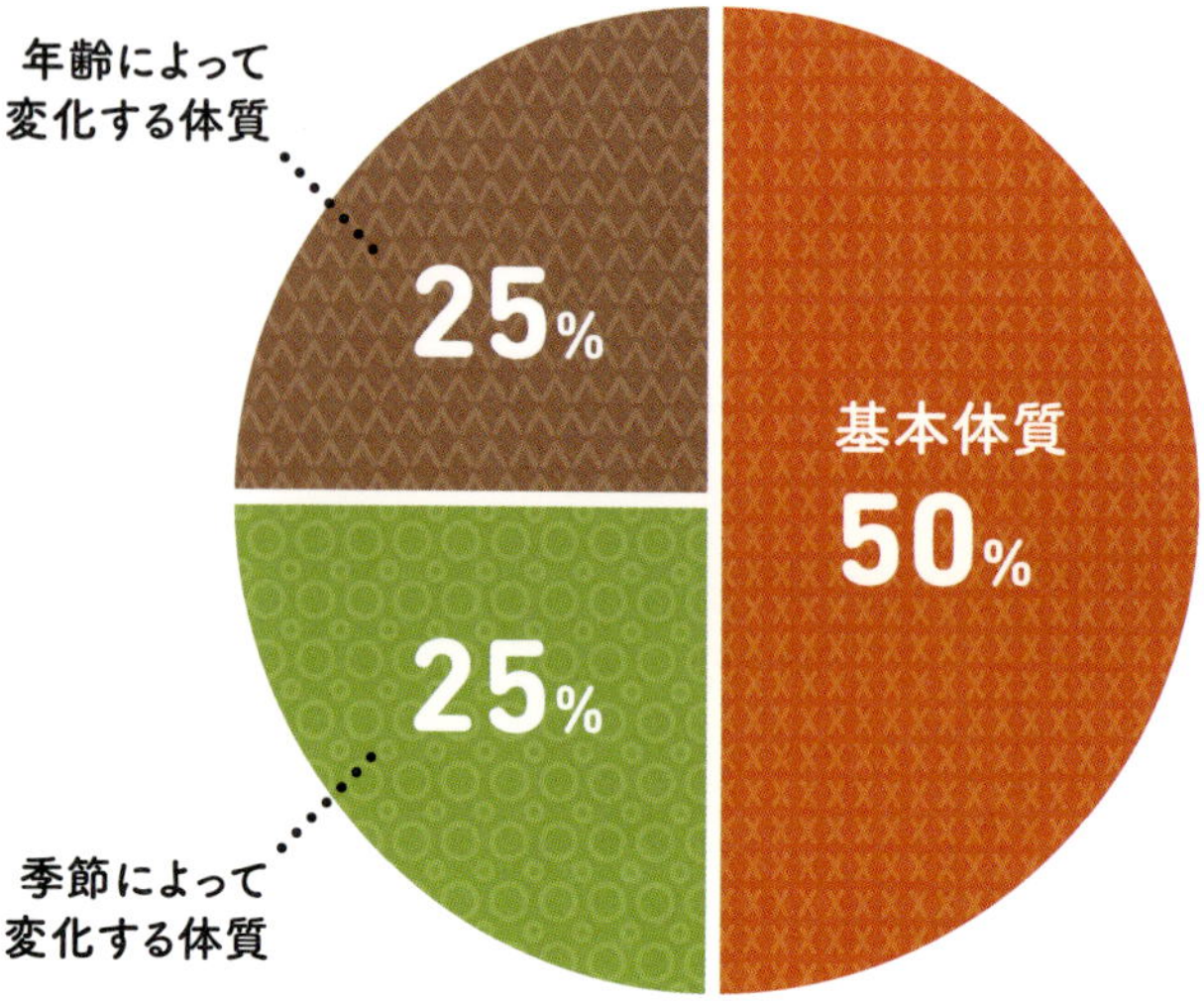

4つの基本体質

現代人に多い基本体質は、大きく分けて4タイプあります。1つめは「補」。体に必要なものが不足しています。2つめは「捨」。いろいろなものが過剰です。3つめは「流」。体内の流れが不良です。4つめは「調」。体内の機能がアンバランスになっています。これらが慢性的な病気や体調不良の根本的な原因になります。自分の体質に合わせて対策をするのが健康維持の基本です。

まずは、次ページのチェックシートで自分の体質が「補捨流調」のどれかを確認してみてください。チェック数が多いものがあなたの体質に近く、複数の体質を兼ね備えている場合もあります。

体質チェックシート（複数回答可）

あなたの体質は↓	補 ＝虚弱（不足）タイプ　／13	捨 ＝過剰（ため込む）タイプ　／13	流 ＝停滞（どろどろ）タイプ　／13	調 ＝不均衡（アンバランス）タイプ　／13
疲れやすい	☐ 食欲不振や胃のもたれ、消化不良、立ちくらみ、息切れ、動きたくないなどの症状も	☐ 重だるい倦怠感で、頭がぼんやりしたり、食欲がなくなったり、むくみを伴ったりする	☐ 急に疲れることが多く、やる気の減退、いらいら、憂うつ感を伴いやすい。回復も早い	☐ 活力が湧かず、知覚が鈍り、元気がなく、冷えを伴うことも
太りやすい	☐ 代謝機能の低下で、余分な脂肪がつきやすい。ちょっと食べすぎると、すぐ体重増加	☐ 体が重だるい。食べすぎ。過剰なものが体内に残りやすい。水太りの場合も	☐ 腹部膨満感、いらいらしてストレス太りなど、流れが悪い、または流れ出ない感じ	☐ 太った部分をさわると冷たい。ときに過食も
お通じの悩み	☐ 食後すぐに便意。便は泥状や水様、または出始めは硬めであとはやわらかめ。排便しにくいことも	☐ 便が硬く、お腹の張りもある。便の量が少ないこともある。ガスの臭いが気になることも	☐ すっきり排便せず、切れ切れの細い便。ストレスや緊張で下痢も。ガスも多い。生理前に悪化	☐ 朝から数回、軟便や下痢が出る。便秘だと思うと、うさぎの糞のようなころころした便が
冷え症	☐ 手足、太ももの内側、下腹部などが冷える	☐ むくみや尿量減少を伴う。夏のクーラーや冬の寒気が苦手	☐ 手足の末端の冷え症。あるいは冷えのぼせがある	☐ 寒がりで厚着や暖房を好む。とくに腰から下が冷え、トイレが近い
むくみ	☐ 下半身がむくみやすい。多汗や、手足のしびれを伴うことも	☐ 重だるいむくみ。だるさを伴う	☐ 軽度のむくみを繰り返す	☐ 主に下半身がむくむ。冷えや排便異常を伴いやすい
肌荒れ、しみ、くすみなど	☐ 顔にツヤがなく、乾燥、くすみなども。しみは疲れると濃くなりやすい	☐ 肌が脂性で赤くなりやすく、毛穴が目立つ。しみも濃い場合が多い	☐ 目の下のくまや色素沈着が悩み。にきび跡も。ストレスでしみが目立つことも	☐ 顔色がよくなく、髪質や量の衰退も気になる。老けてみられることもある
肩こり	☐ 肩はこるが、さわるとやわらかい。あるいは筋張っている	☐ むくみを伴うような感じ。吐き気がすることも	☐ 肩はかたく、もまれると痛い	☐ こっている部分がかちんかちんにかたい。もまれると一時的に楽
頭痛	☐ しくしく痛む。疲れにより悪化する	☐ 頭痛に吐き気を伴うことが多い	☐ 刺すように痛む。脈打つように痛む場合も	☐ がんがん痛む。割れるように痛むことも
その他に、みられやすい症状	☐ 食欲不振気味である	☐ 手足がだるく感じることがある	☐ 皮膚がかさかさしている	☐ 腰痛や足腰のだるさがある
	☐ ときどき動悸がする	☐ ときどき頭が重くなる	☐ いらいらしやすい	☐ めまい、耳鳴りがある
	☐ 全身に汗をかきやすい	☐ 雨の日に体調が悪くなる	☐ ストレスや緊張に弱い	☐ 物忘れをしやすい
	☐ 唇が荒れやすい	☐ 関節が痛みやすい	☐ 胸苦しく感じることがある	☐ 頻尿で、トイレが近い
	☐ 頭がぼうっとすることがある	☐ 乗り物酔いしやすい	☐ 腹部に膨満感を感じることが多い	☐ 眠りが浅い

補

体に必要なものが不足しがちな体質です。

虚弱体質、不足体質ともいえます。不足しているものはエネルギー、栄養、潤いなど。元気が足りないと疲れやすく、やる気が低下します。栄養が不足すると顔色がくすみ、目が疲れやすく、頭がぼーっとし、手足がしびれます。髪や爪が弱くなります。潤いが足りないと肌の乾燥、かゆみが生じます。粘膜の炎症も起こりやすくなります。

こんな病気に注意

不整脈などの心臓病、胃炎や胃潰瘍、貧血、アトピー性皮膚炎などのアレルギー疾患、うつ病、不眠症、不妊症など。

対策は?

朝食は抜かず、夕食は早めにとって胃腸への負担を軽くしましょう。旬の食材を意識的にとり、刺激物、冷たいもの、甘いものは控えめに。夜更かしをやめて睡眠をたっぷりとるのも大事。

捨

体に余分なものをため込みやすい体質です。

過剰体質、ため込み体質ともいえます。体にとって余分なものには、過剰な栄養や水分があります。過剰にたまると、健康上にいろいろ問題が出ます。肥満やメタボリック症候群、体が重だるい、脂性肌、頭痛、めまい、耳鳴り、喉の違和感などの症状が現れます。水分や熱がこもると、むくみ、痰、いらいら、赤ら顔といった症状も出ます。

こんな病気に注意

糖尿病、高血圧、脂質異常症、がん、肥満、動脈硬化、心臓病、痛風、肝・腎機能障害、睡眠時無呼吸症候群、気管支炎、鼻炎、化膿性の疾患、じんましん、子宮筋腫など。

対策は?

脂っこいもの、味の濃いもの、冷たいもの、アルコールは控えて。野菜中心の薄味の食事で腹八分を心がけて間食は控え、一日一回はお腹が空っぽになる時間帯を作りましょう。適度な運動も大事。

流

体の中の流れが停滞している体質です。

停滞体質、どろどろ体質ともいえます。体内を流れている「気《き》」「血《けつ》」「水《すい》」（P16）の流れが悪くて体調が悪化する体質です。「気」の流れが滞ると膨満感、痛み、胸や腹部での不快感やつかえが生じ、いらいらや憂うつ感がつのります。「血」の流れが滞ると色素沈着や冷えのぼせ、こり、痛みが生じ、「水」の流れが悪いと、むくみなどが生じます。

こんな病気に注意

自律神経失調症、うつ病、胃潰瘍、高血圧、心臓病、脳血管障害、肝機能障害、過敏性腸症候群、生理痛、生理不順、子宮筋腫や子宮内膜症など。

対策は？

ストレスや緊張の持続、バランスの悪い食事、暴飲暴食などをあらためましょう。呼吸が浅い人が多いので腹式呼吸を心がけて。ウォーキングやストレッチも有効。さらに、体を冷やさないように。

調

体の機能や、心と体のバランスが不安定な体質です。

不均衡体質、アンバランス体質ともいえます。体の機能バランスを漢方では「五臓六腑《ごぞうろっぷ》（P16）」という概念でとらえます。なんらかの原因で「五臓六腑」の均衡がくずれると、ホルモンバランスや自律神経系の乱れ、免疫力の低下、倦怠感を生みます。こうした状態は心の健康も不安定にするため、軽いストレスで体調を大きくくずす心配もあります。

こんな病気に注意

冷え症、めまい、耳鳴り、息切れ、不眠、自律神経失調症、慢性アレルギー疾患、不妊症、糖尿病、認知症、がん、動悸、吐き気、腹痛、うつ病や不安神経症、パニック障害、睡眠障害、摂食障害など。

対策は？

過労、睡眠不足、生活リズムの乱れ、持続的なストレス、暴飲暴食、西洋薬の使いすぎ、運動不足をあらためましょう。休養をしっかりとり、規則正しい生活を心がけてください。体を冷やさないことも大切です。

年齢によって変化する体質

人は年齢によって体質が変わります。年とともに肌の代謝が衰えたり乾燥したり、胃腸の機能が低下して胃がもたれたり、皮下脂肪がつきやすくなったり……。エイジングは、ごく自然なことです。中国の古い医学書『黄帝内経』には、女性は7年ごと、男性は8年ごとの周期で変化すると書かれており、40～50代はいろいろな悩みが出てくることがわかります。

こうした年齢による変化は個人差がありますが「体が若い頃とは違ってきている」という自覚は誰にとっても必要といえます。自分はこんな体質のはず、という思い込みに縛られるのはやめましょう。

男性は8年周期

8歳～	腎気が充実し、永久歯が生える
16歳～	射精できるようになる
24歳～	体全体が充満して力強くなる
32歳～	肉体はたくましく充実する
40歳～	髪の毛が抜け始める。歯ももろくなる
48歳～	顔がやつれ、白髪が目立つようになる
56歳～	筋肉の動きが思い通りにいかなくなる
64歳～	歯、髪が抜け落ちる

女性は7年周期

7歳～	盛んに成長・発育し、歯が生え替わり、髪が長くなる
14歳～	生理が始まる
21歳～	女性の体ができ上がる
28歳～	成長が落ち着く年齢
35歳～	顔がやつれ、髪が抜け始める
42歳～	体の絶頂期を越え、白髪が増える
49歳～	閉経を迎える
56歳～	いらいらしたり、体力が低下する
63歳～	息切れ、不眠に悩む

季節によって変化する体質

春　体内の流れを意識する季節

冬の間じっとしていた「気」「血」が動き始めます。流れをよくして全身に「気」「血」を行き渡らせることが肝心。食材は流れをよくするもの、老廃物の排出を助けるもの、夏の体力消耗に備える「血」を補うものを選ぶとよいでしょう。

おすすめ食材

春の山菜、セロリ、玉ねぎ、なす、菜の花、にら、パセリ、ピーマン、しそ、香菜、青魚、鮭、あさり、はまぐり、かんきつ類、ブルーベリー

夏　たまった湿気・熱を捨てる季節

日本の夏は梅雨から始まり、高温の真夏へ。体内にたまりがちな余分な湿気と熱を捨てることを意識しましょう。食材は「五臓」の「心」をいたわるもの、むくみを改善するもの、脂肪、水分、老廃物を排出するものを食べましょう。

おすすめ食材

キャベツ、きゅうり、ごぼう、ゴーヤ、大根、タケノコ、冬瓜、もやし、海藻類、あさり、しじみ、バナナ、パイナップル

秋　胃腸をいたわり、乾燥をいやす季節

夏の影響で弱った胃腸をいたわり、空気の乾燥に備えましょう。乾燥は「五臓」の「肺」に悪影響があります。食材は「肺」をいたわるもの、体に潤いを与えるもの、「気」を補うものを食べましょう。

おすすめ食材

きくらげ、枝豆、ほうれん草、にんじん、山いも、きのこ類、黒豆、黒ごま、松の実、豚肉、牛肉、鴨肉、卵、乳製品、いか、たこ、青魚、うなぎ、牡蠣、梨、りんご

冬　体を温めて乾燥に備え、栄養をとる季節

冷えは健康の大敵。体を芯から温める食材をとり、同時に熱を適度に排出する食材を食べましょう。また、体の機能が落ちやすいので、「五臓」の「腎」をいたわる食材で栄養をとることもお忘れなく。

おすすめ食材

鶏肉、豚肉、ラム肉、鹿肉、青魚、牡蠣、えび、ムール貝、チンゲン菜、にら、百合根、栗、くるみ、アーモンド、フェンネル、八角、シナモン、クローブ

漢方の用語解説

次頁からの「7つの悩み・おいしくて効くととのうレシピ」に登場する漢方用語の意味をまとめました。体の立て直しの基礎になるのでよく読んでください。

体を作る3要素

気《き》

生命を維持するために必要なエネルギーのこと。気の不足や巡りの悪化は、あらゆる不調の原因になる。

血《けつ》

体に必要な栄養と、それを巡らせる働きのことで、単に血液を指すのではない。血の不足や巡りの悪化は、乾燥、血行悪化などにつながる。

水《すい》

体に必要な水分の総称で、津液、体液ともいう。全身を潤して諸機能を円滑にする。水の不足や多すぎ、巡りの悪化は、乾燥、むくみなどにつながる。

「気血水」を貯蔵し巡らせる「五臓《ごぞう》」

肝《かん》

自律神経や情緒などの精神活動、血流をはじめ、全身の機能をコントロールする。

腎《じん》

成長、発育、生殖をつかさどる。生命力（「気」「血」など）の根源を貯蔵する働きもある。

心《しん》

精神、意識をコントロールし、血液循環をつかさどる。

肺《はい》

呼吸、水分代謝、体温調節をつかさどり、体の表面を防御する。

脾《ひ》

消化吸収をつかさどり、内臓を持ち上げる働きもある。

＊五臓六腑とは／「気血水」をつかさどる「五臓」に対し、「六腑」（胆、胃、小腸、大腸、膀胱、三焦）は食べたものを消化吸収して排出する働きを指し、互いに助け合って機能している。それぞれ単に臓器を示すのではない。

7つの悩み

おいしくて効く
体ととのうレシピ

「悩み」別に、さらにくわしい体質タイプとおすすめ食材の解説つき

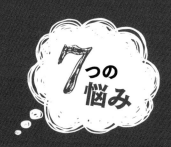

「7つのよくある悩み」ごとに、体をととのえ立て直すレシピをまとめました。もちろん、そのレシピが他の悩みにも有効な場合があります。悩みごとの解説や、巻末の「食材一覧表」で、ご自分の体調に合ったレシピ、食材をさらに見つけ、あなたに適した食養生で、体の芯からすこやかになりましょう。

1 目の疲れ・視力が落ちた

ととのうポイント

目の疲れ、視力の低下は、老化症状の代表。目は「五臓」の「肝」とつながりが深いので、「肝」をいたわることが大事。また、「気」「血」の不足や巡りの悪化も目の老化を進めるので、「気」「血」を補い、巡りをよくする食材も大事です。

生活面では、目の使いすぎに注意するのはもちろん、公園、美術館、海山などで美しいものを眺めて目を休めながら楽しませることもおすすめです。

タイプ 1 パソコン・スマホの使いすぎ、ストレスで目が疲れる

ストレス・緊張は「肝」の働きを悪くするため、目の疲れや痛みが生じます。このタイプは、いらいら、ため息、生理痛、舌が赤いなどの症状があることも。「肝」の巡りをよくする食材、ストレス・緊張をやわらげる食材を食べましょう。

おすすめ食材

「肝」の巡りをよくする食材

クレソン、ししとうがらし、せり、セロリ、豆苗、トマト、ピーマン、マッシュルーム、パパイア、かじきまぐろ、ゆず皮

ストレス・緊張をやわらげる食材

きんかん、ゆず、シークワーサー、三つ葉、春菊、香菜、みょうが、ジャスミン、菊花

タイプ 2 眼精疲労で目薬を使ってもあまり効き目を感じない

手足のほてり、腰痛、寝汗、喉が渇くなどの症状もあり、舌が赤く乾いていることも。このタイプは「肝」と「腎」の働きが悪く、目に負担がかかっています。「肝」に栄養を与え、「腎」をいたわる食材を食べましょう。

おすすめ食材

「腎」をいたわる食材

鯛、うなぎ、えび、すずき、豚肉、黒豆、黒ごま、カシューナッツ、栗、くるみ、ひじき、山いも、ブロッコリー、キャベツ、カリフラワー、干ししいたけ、ごぼう、プルーン、レーズン、ブルーベリー、ごぼう

「肝」に栄養を与える食材

レバー、うなぎ、すずき、たちうお、ししゃも、いちご

タイプ 3 ドライアイやかすみ目。まぶたの痙攣もあり

目に供給される血液や栄養が不足しているタイプ。爪がもろい、肌のくすみ、唇の荒れ、髪の毛が抜けやすい、夢をよくみるなどの症状もあります。このタイプは「肝」の「血」を補う食材、「肝」に栄養を与える食材、ストレス・緊張をやわらげる食材を食べましょう。

おすすめ食材

「肝」の「血」を補う食材

黒きくらげ、牛肉、レバー、いわし、たら、ぶり、まぐろ、いか、たこ、あわび、牡蠣、ひじき、にんじん、ほうれん草、ライチ

「肝」に栄養を与える食材

レバー、うなぎ、すずき、たちうお、ししゃも、いちご

ストレス・緊張をやわらげる食材

きんかん、ゆず、シークワーサー、三つ葉、春菊、香菜、みょうが、ジャスミン、菊花

疲れがたまっているときのドライアイを改善

かぼちゃ、にんじん、じゃがいものサラダ

この食材に注目

にんじん

「血」を補って消化不良を改善し、目の疲れや乾燥の改善を助けます。

かぼちゃ

消化力を高め、元気のもとを補います。

じゃがいも

弱った消化力を改善して元気を回復させます。

材料 [2～3人分]

かぼちゃ —— 60～70g
にんじん —— 60～70g
じゃがいも —— 60～70g
A
- 玉ねぎ（すりおろし）—— 大さじ1
- 塩 —— 小さじ1/2～1
- レモン汁 —— 大さじ2

E.V.オリーブ油 —— 適量

作り方

1 かぼちゃは皮のきれいなところを残してせん切りにする。にんじん、じゃがいもは皮をむいてせん切りにする。
2 鍋に多めの湯を沸かし、1をざるに入れて30秒ほど湯通しし、水気をきる。
3 ボウルにAを混ぜ、2を入れてよくあえる。塩は味をみながら加減する。
4 器に盛ってオリーブ油をかける。

こんな症状・体質にも

食欲がない　疲労　消化が悪い　肌の乾燥

「気」を補って消化力を高め、疲労回復と肌を潤すのにも役立つレシピ。どんな体質の人にも向いており、子どもや高齢者にもおすすめします。

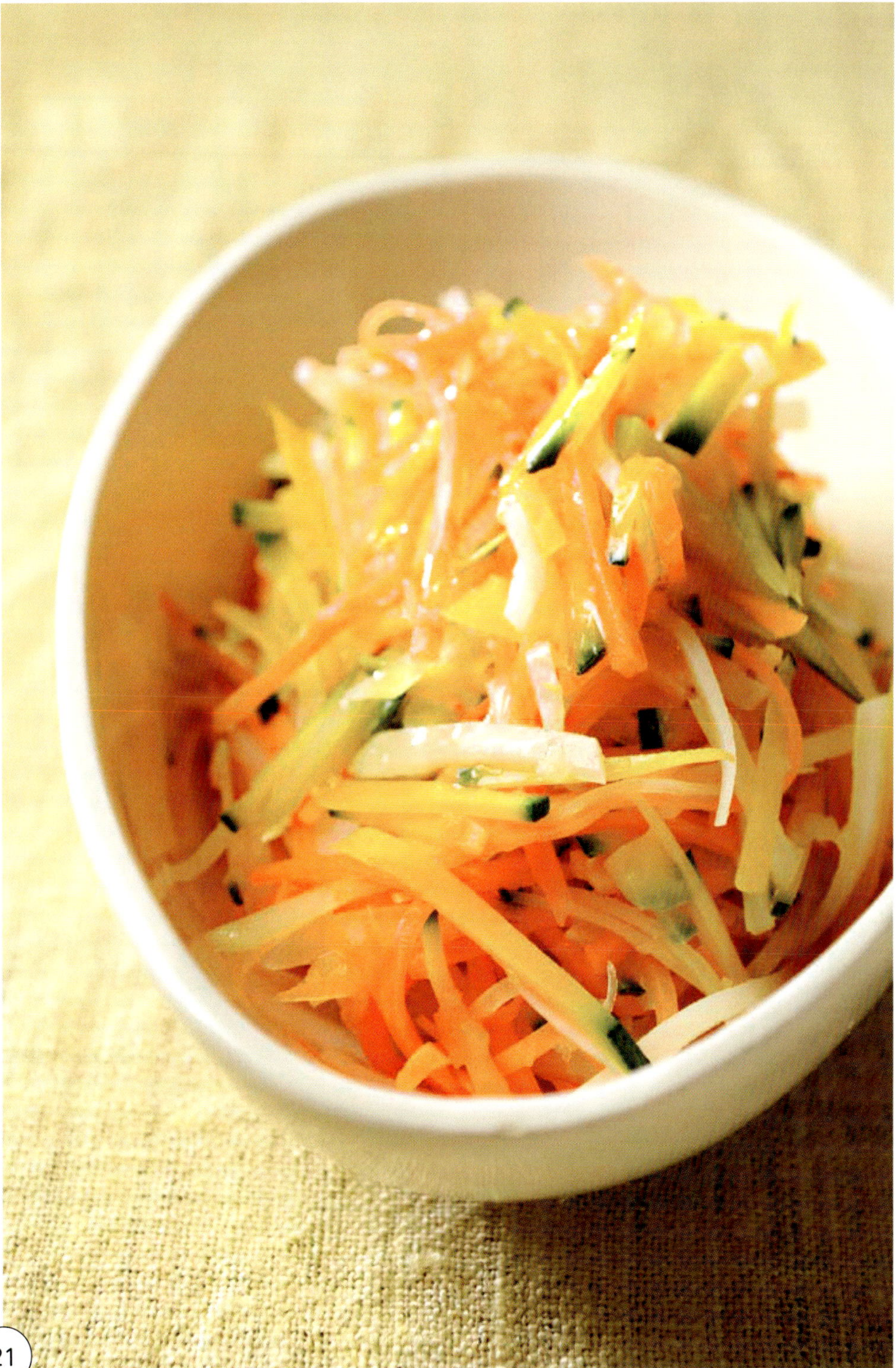

熱っぽくほてりのある目の疲れや充血に

ゴーヤとオクラのかき揚げそうめん

この食材に注目

ゴーヤ

暑気あたりや熱っぽさを改善して目の疲れをとる働きがあります。

オクラ

「水」を補い、胃腸の調子を整えて便秘を改善します。

材料 ［2～3人分］

ゴーヤ —— 1/3～1/2本（約100g）
オクラ —— 3～4本
玉ねぎ —— 小1/2個
ちくわ —— 小1本
そうめん —— 3束

A
- 薄力粉 —— 120g
- 溶き卵 —— 1/2個分
- 冷水 —— 1/2カップ

薄力粉 —— 適量
揚げ油 —— 適量
麺つゆ —— 適量

※麺つゆはストレートタイプ。

作り方

1 ゴーヤは種をとって1cm角に切る。オクラ、玉ねぎ、ちくわも1cm角に切り、すべてボウルに合わせて薄力粉を全体にまぶす。

2 **A**をさっくり混ぜ、**1**を加えてあえる。大きめのスプーンで2～3等分ずつすくい、中温に熱した油にそっと入れ、こんがりと揚げて油をきる。

3 そうめんはゆでて冷水で洗い、水気をきって器に盛り、かき揚げをのせて麺つゆをかける。

こんな症状・体質にも　夏バテ　熱っぽい　喉の渇き

ゴーヤの体を冷やす作用によって、こもった熱をとるレシピです。
玉ねぎを加えて冷やしすぎを防ぎ、「水」を補うオクラも加えてバランスをとります。

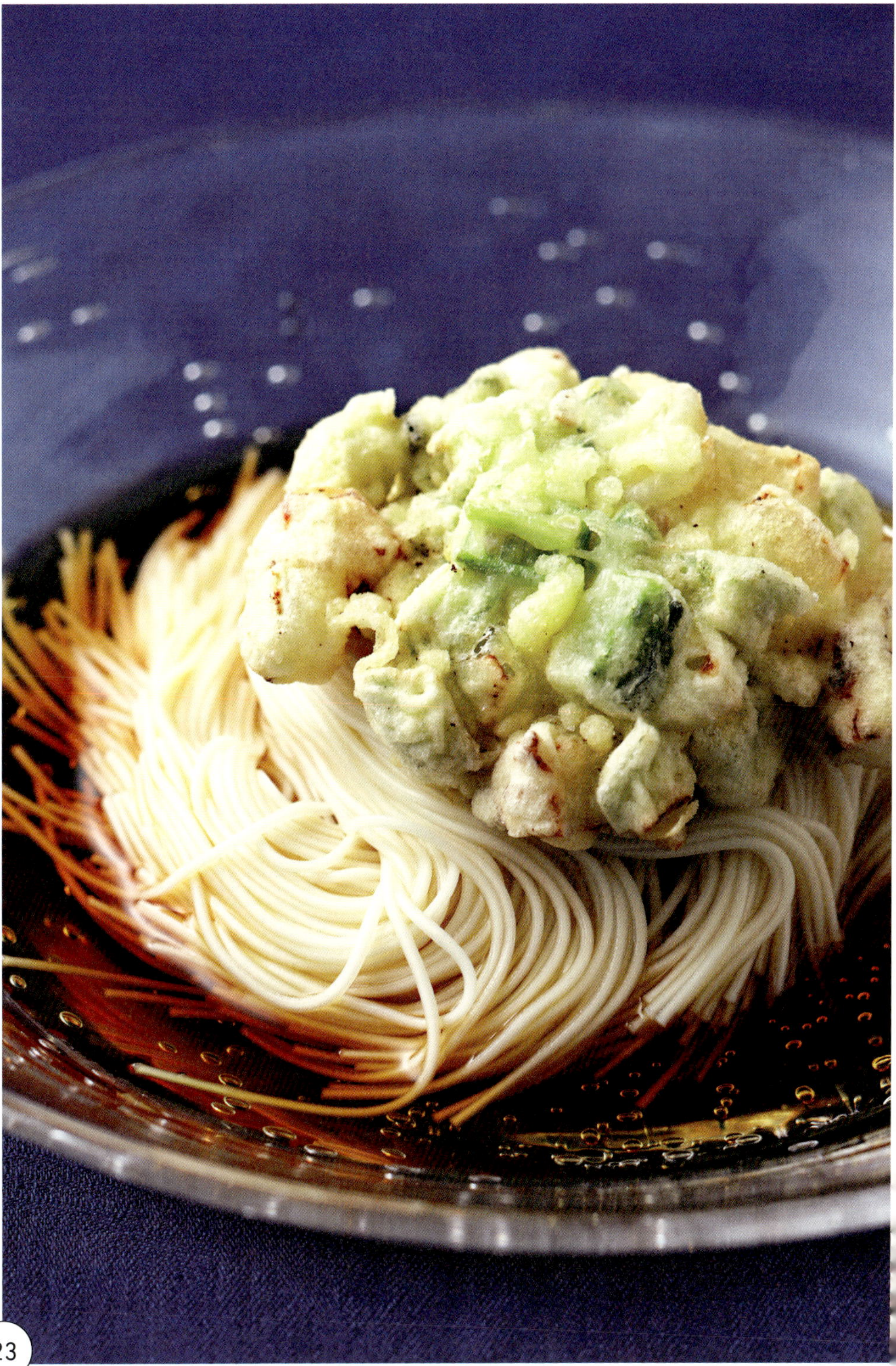

血行をよくして疲れ目を改善し、目の老化を予防

鶏レバーの黒糖煮

この食材に注目

鶏レバー

「血」を補い、「肝」に栄養を与えて目をすこやかに保つ働きがあります。

黒糖

胃腸を温めて血行をよくし、冷えによる症状の改善を助けます。

材料［2～3人分］

鶏レバー —— 200g
塩 —— 小さじ1/2
片栗粉 —— 大さじ2
A
- 黒糖 —— 大さじ2
- 黒酢 —— 大さじ1
- ウスターソース —— 大さじ1
- しょうゆ —— 大さじ1/2

サラダ油 —— 少々

※ソースは中濃ソースでもよい。

作り方

1. レバーは流水にさらして血抜きし、ひと口大に切って塩、片栗粉をもみ込む。
2. **A**は混ぜておく。
3. フライパンにサラダ油を熱し、レバーを重ならないように並べ入れて焼く。片面が焼けたら裏返し、手早く全体に焼き色をつける。
4. **A**を回し入れ、強火にしてフライパンをゆすりながら煮詰める。器に盛り、あれば白髪ねぎをのせる。

こんな症状・体質にも

老化症状　冷えやすい　血行が悪い　月経痛

血液を補って免疫力を高め、血行を促進して体を温めるレシピです。
黒い食材は、「五臓六腑」の「腎」を助けて若々しさを保ちます。

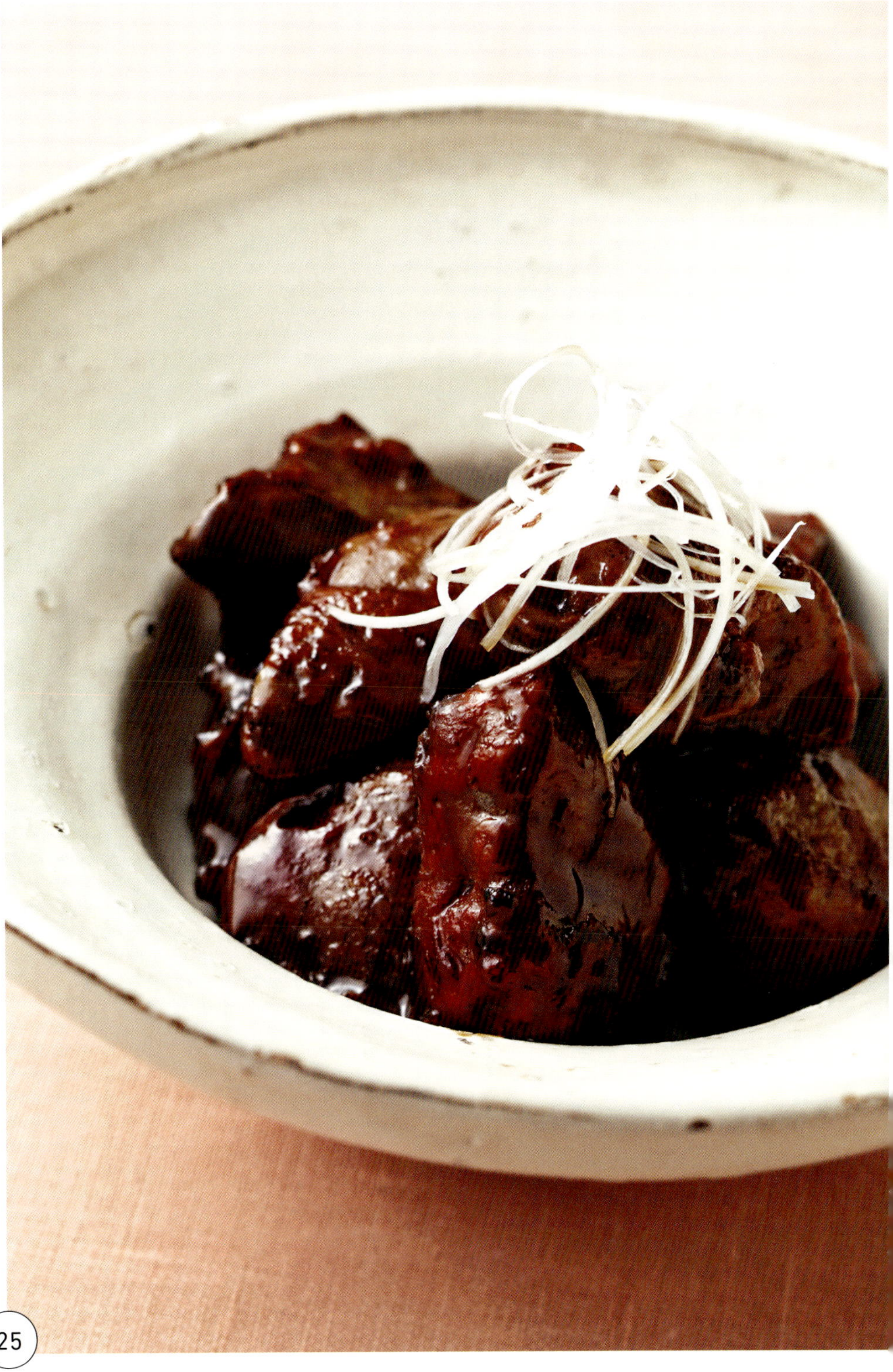

目と全身に「気」「血」「水」を補い、眼精疲労を緩和

ぶりのレモンジンジャーソース

この食材に注目

ぶり

「気」「血」「水」を補って体を温め、胃腸の働きを整え、眼精疲労を改善します。

レモン

渇きをいやして「水」を補い、疲労を改善します。

材料 ［2～3人分］

ぶり切り身 ―― 2切れ

しょうが ―― 10g

A
- レモン汁 ―― 大さじ1
- オリーブ油 ―― 大さじ1/2
- しょうゆ ―― 大さじ1/2
- 塩 ―― 小さじ1/4

塩 ―― 適量

こしょう ―― 適量

薄力粉 ―― 適量

オリーブ油 ―― 適量

あさつき ―― 2～3本

作り方

1. しょうがはせん切りにし、**A**と混ぜておく。
2. ぶりは3㎝角くらいに切り、塩、こしょうを振って薄力粉をまぶす。フライパンにオリーブ油を熱して並べ入れ、そっと返しながら全体をこんがり焼く。
3. ぶりを器に盛り、**1**を適量かけて小口切りにしたあさつきを散らす。

こんな症状・体質にも　疲労　血色が悪い　乾燥　冷えやすい

寒さで体力が落ちたとき、体を温めながら「気」「血」「水」を補って元気をつけるレシピです。肌や髪の乾燥にもおすすめです。

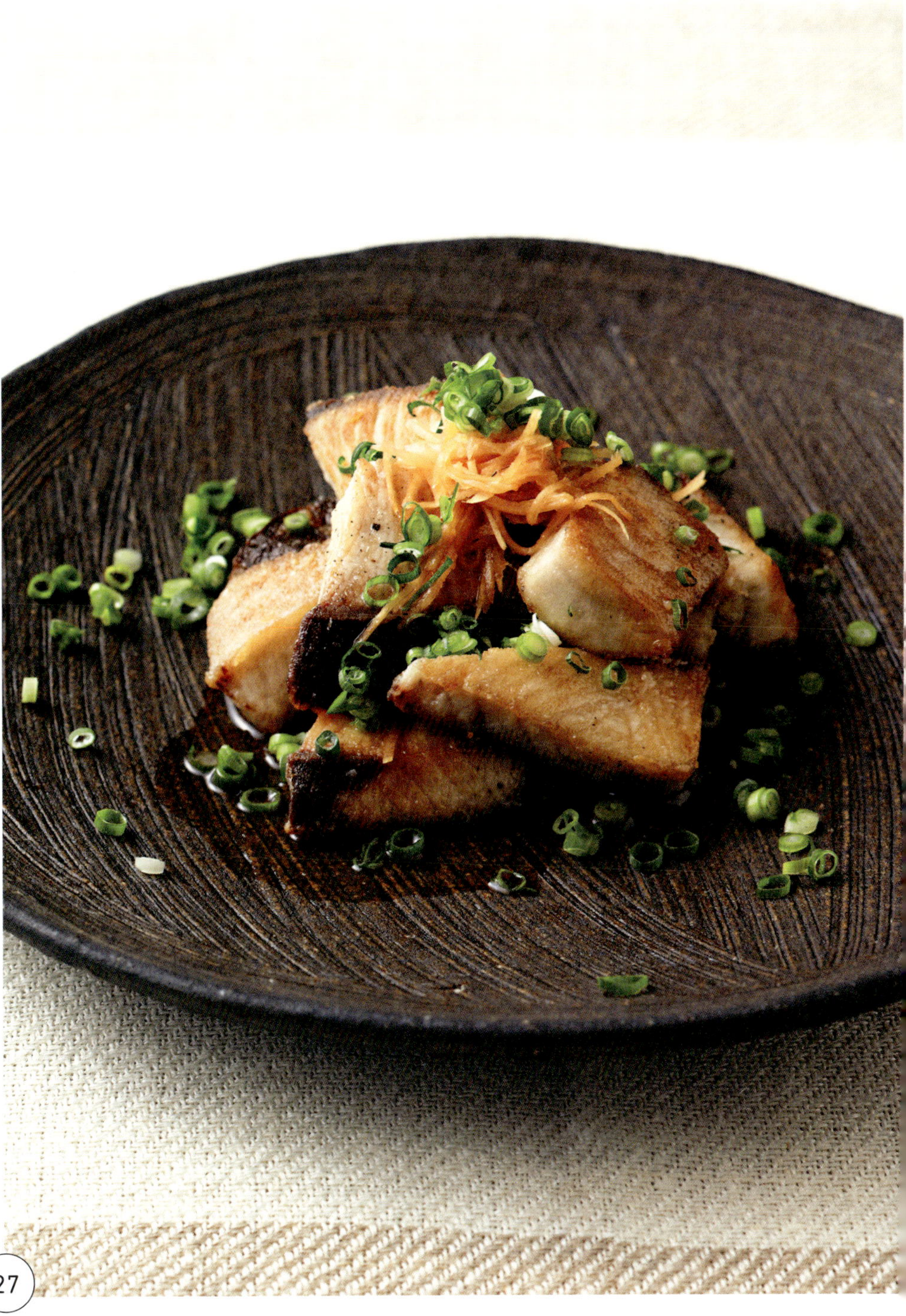

② 肌と髪を守りたい

ととのうポイント

肌と髪の老化は「気」と「血」の不足、全身の潤いの不足から始まります。予防するには「気」や「血」、潤いを補う食材を意識して食べましょう。また、それらを食べても胃腸が不調だと食材のパワーを活用できないので、「脾」をいたわる食材も取り入れて。

さらに、うつやストレスも肌荒れ、抜け毛の原因です。「うつ・無気力が心配」（P90）も参考にしてください。

タイプ 1　肌・髪がパサパサ。胃腸が不調気味

「気」と「血」が不足しています。原因は、不規則な食生活、偏った食事内容、食べすぎやアルコールのとりすぎ、胃腸の不調や長引く病気などが考えられます。肌も髪も体の中で作られるので、いい肌と髪が生まれるベースを整えましょう。

おすすめ食材

「気」と「血」を補う食材

牛肉、うなぎ、たこ、鮭、さば、たら、ぶり、いわし、あなご、あんこう、かつお、まぐろ、なつめ、ぶどう

「脾」をいたわる食材

納豆、玄米、はとむぎ、じゃがいも、山いも、大豆、ブロッコリー、アスパラガス、にんじん、枝豆、かぼちゃ、ココナッツ、りんご、鯛、さわら、ひらめ、鴨肉、鶏肉、オートミール、かぶ、カリフラワー、豆腐、まいたけ

タイプ 2
肌のハリ・ツヤが心配。血色もよくないかも

原因は表皮の下の真皮、筋肉、皮下脂肪のハリもなくなってくるからです。予防には、アンバランスな生活と食事を見直しましょう。生活面は冷えと睡眠不足の改善、食事では「血」を補う食材、血行をよくする食材、体に潤いを与える食材がおすすめ。

おすすめ食材

「血」を補う食材

ほうれん草、あしたば、きくらげ、にんじん、なつめ、ぶどう、ライチ、松の実、赤貝、あわび、いか、かつお、牡蠣、レバー、卵

血行をよくする食材

黒豆、パセリ、クランベリー、ブルーベリー、プルーン、さんざし、桃、チンゲン菜、なす、玉ねぎ、クレソン、菜の花、にら、青魚、鮭、サフラン、ターメリック、黒糖

体に潤いを与える食材

豚肉、鴨肉、卵、乳製品、ぶり、ほたて、牡蠣、黒豆、アスパラガス、エリンギ、白きくらげ、にんじん、ほうれん草、黒ごま、山いも、氷砂糖、オクラ、オリーブ、牛乳、冬瓜、はまぐり

タイプ 3
年とともに気になる脱毛・薄毛

疲れやすい、軟便、舌がぽってり大きく白いなどの症状もある場合は、胃腸が弱く栄養不足が原因。「気」と「血」を補い、「脾」をいたわる食材で胃の不調を改善しましょう。また、いらいら、不眠などの症状がある場合、原因はストレス。この場合はP90「うつ・無気力が心配」の食材も取り入れて。

おすすめ食材

「気」と「血」を補う食材

牛肉、うなぎ、たこ、鮭、さば、たら、ぶり、いわし、あなご、あんこう、かつお、まぐろ、なつめ、ぶどう

「脾」をいたわる食材

納豆、玄米、はとむぎ、じゃがいも、山いも、大豆、ブロッコリー、アスパラガス、にんじん、枝豆、かぼちゃ、ココナッツ、りんご、鯛、さわら、ひらめ、鴨肉、鶏肉、オートミール、かぶ、カリフラワー、豆腐、まいたけ

全身に栄養と潤いを与え、肌と髪をタフに

ブロッコリー入りマカロニグラタン

この食材に注目

ブロッコリー

「気」を補って元気をつけ、免疫力を高め、老化予防に役立ちます。

バター

体に潤いを与えて肌の乾燥をいやし、疲労回復やストレスなどの改善も助けます。

材料［2～3人分］

マカロニ —— 150g	バター —— 20g
ブロッコリー —— 1/2～1株	薄力粉 —— 大さじ2
ベーコン（ブロック） —— 50g	牛乳 —— 2カップ
玉ねぎ —— 1/3個	パン粉 —— 大さじ2
	塩 —— 適量
	パルメザンチーズ —— 適量

作り方

1 マカロニは製品の表示通りにゆでておく。

2 ブロッコリーは小房に分けて色よくゆで、1cm角くらいに切る。

3 ベーコンは7～8mm角に切り、玉ねぎはみじん切りにし、バターを溶かしたフライパンで炒める。玉ねぎが透き通ってしんなりしたら薄力粉を振り入れ、さらに炒める。

4 牛乳を加え、とろみがつくまで混ぜながら煮る。塩小さじ1/3ほどを加えて味を調え、ブロッコリー、マカロニを加えて混ぜる。

5 グラタン皿に移し、パン粉、すりおろしたチーズを振りかけ、200°Cのオーブンで10分ほど焼く。

こんな症状・体質にも

虚弱体質　体力低下　免疫力低下　疲労

寒さや乾燥によって体力が落ちたときや、疲れたときにおすすめです。
ブロッコリー、バターは「五臓」をいやして免疫力アップにも役立ちます。

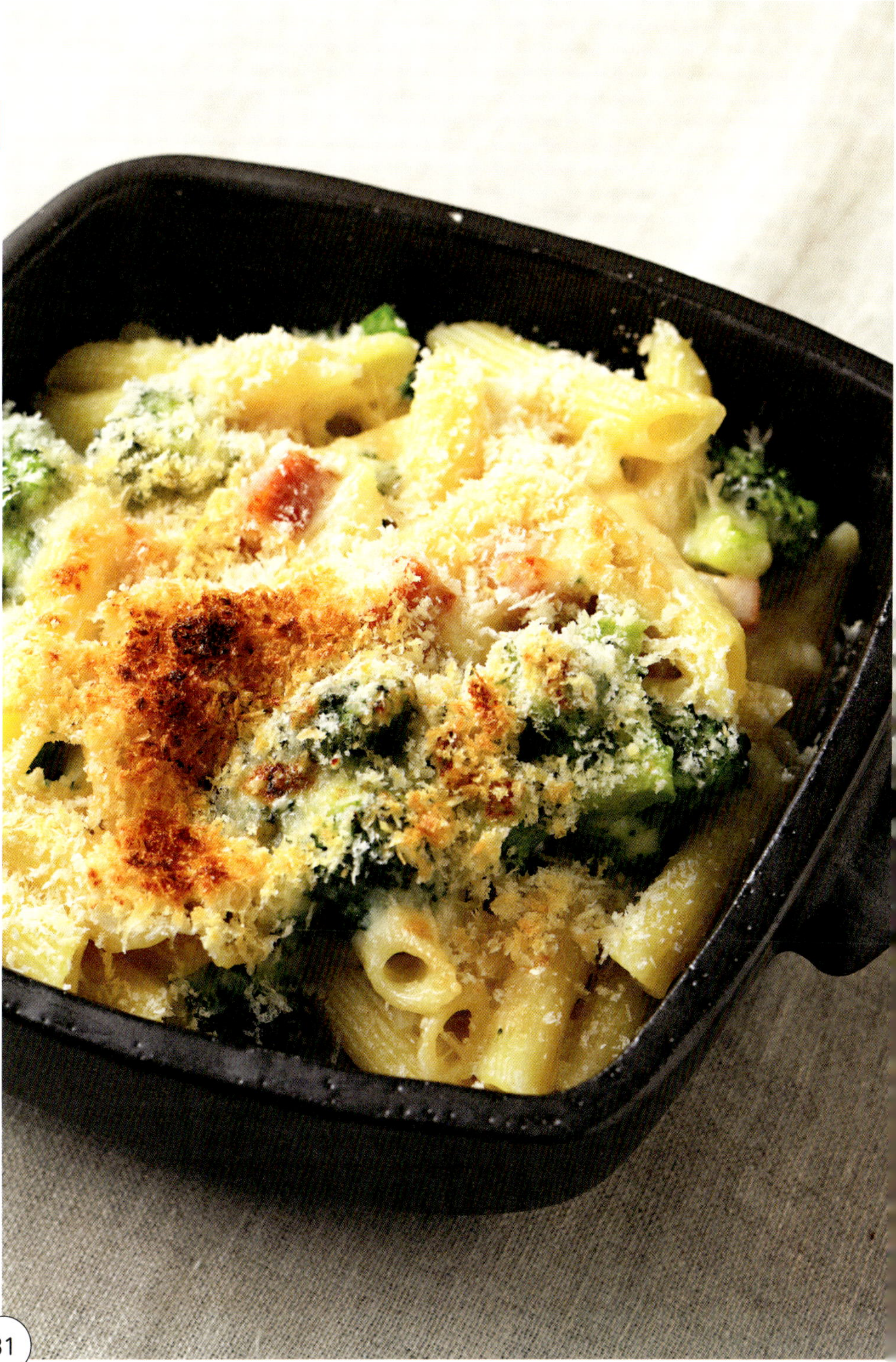

肌と喉の乾燥をいやし、便秘にも効果あり

豚肉のソテー　いちじくソース

この食材に注目

豚肉

「気」「血」を補い、全身に潤いを与えて乾燥をいやします。「脾」に働きかけて胃腸を整えます。

いちじく

乾燥を潤し、空咳を鎮めます。便秘や大腸炎の改善を助けます。

材料［2～3人分］

豚ロース肉厚切り —— 2枚
いちじく —— 4個
塩 —— 適量
こしょう —— 適量
薄力粉 —— 適量
オリーブ油 —— 少々
バター —— 大さじ1
砂糖 —— 小さじ2
バルサミコ酢 —— 大さじ1/2

作り方

1 いちじくは皮をむいて4つ割りに切る。
2 豚肉は塩、こしょうでしっかり味つけし、1～2㎝幅に切って薄力粉をまぶし、オリーブ油を熱したフライパンで転がしながらよく焼き、とり出す。
3 フライパンの脂をペーパータオルでふきとり、バター、砂糖を入れて火にかける。少し焦げ色がついてきたらバルサミコ酢を加え、いちじくを入れてさっと炒める。
4 豚肉をもどしてさっと炒め合わせ、器に盛る。あればイタリアンパセリを飾る。

こんな症状・体質にも　ほてり　吹き出もの　元気が出ない

豚肉、いちじく、バターは全身を潤す作用が強いので、秋の乾燥対策によいレシピ。
いちじくは炎症を鎮めて吹き出もの改善にも役立ちます。

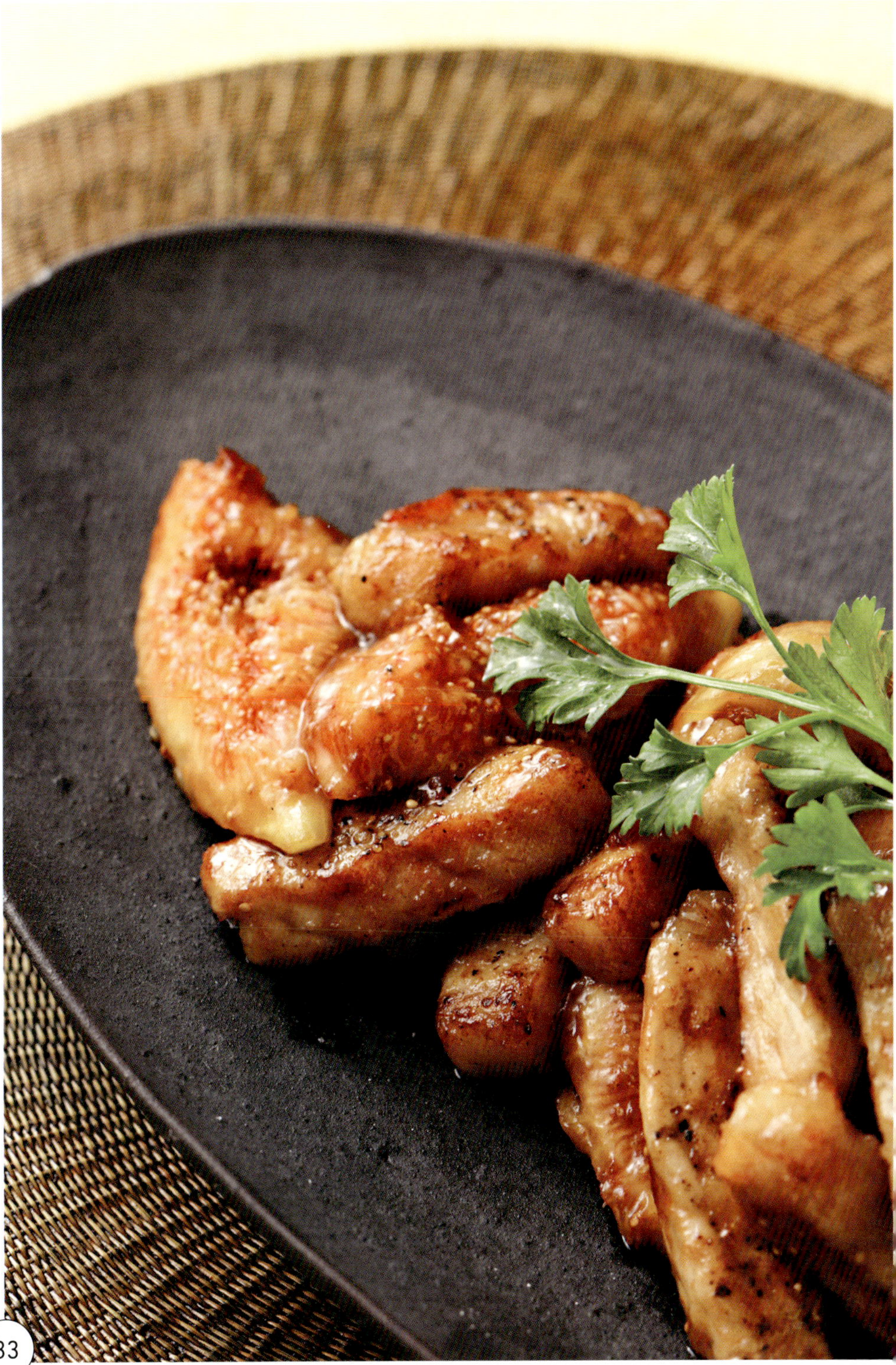

乾燥した肌を潤すと同時に疲れも回復

白きくらげとやまといものスープ

この食材に注目

白きくらげ

全身を潤して乾燥から肌や喉を守る働きがあり、美肌作りを助けます。

やまといも

「肺」を潤して全身の乾燥を改善します。足腰の衰えなどの老化症状にも有効。

鶏肉

体を温めて胃の不調を改善する働きがあります。体力が低下したときの栄養補給に適しています。

材料 [2～3人分]

鶏手羽元 —— 6本
やまといも —— 150g
白きくらげ —— 10g
大根 —— 150g
酒 —— 少々
塩 —— 適量
しょうゆ —— 適量

作り方

1 やまといも、大根は皮の汚いところだけむいて1.5㎝角に切る。白きくらげはぬるま湯につけてもどし、かたい部分を切りとり、ひと口大にちぎる。
2 鍋に水10カップ、酒、鶏手羽元を入れて火にかける。
3 やまといも、大根、白きくらげを加え、煮立ったらアクをとり、弱火にして1時間ほどコトコト煮る。
4 塩、しょうゆで味を調える。

※鶏肉は一緒に食べても、別にしてあえものなどに使ってもよい。

こんな症状・体質にも

体の中が乾燥している感じ　老化症状　咳　消化不良

白きくらげ、やまといもの潤す力で秋の乾燥対策によいレシピ。
やまといもは足腰の悩みなど老化症状も改善します。

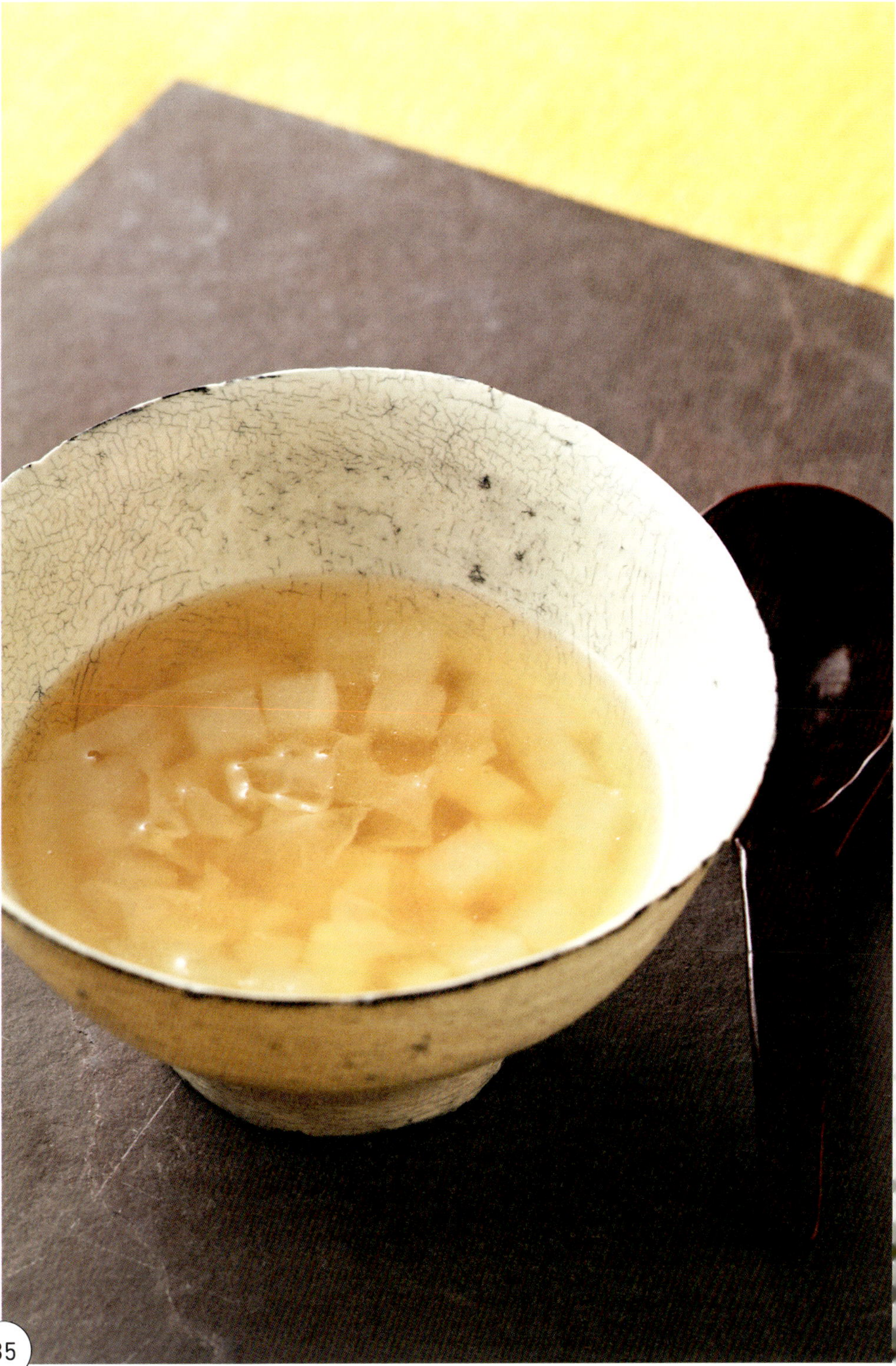

肌の血色がさえないときに。老化症状の改善にも有効

ほうれん草とマッシュルームのカナッペ

この食材に注目

ほうれん草

「血」の巡りをよくして血色をよくし、潤いを与え、余分な熱をとる働きがあります。

マッシュルーム

肌、髪、足腰、目や耳の老化症状の改善を助けます。

材料 [2～3人分]

ほうれん草 —— 1/2束
マッシュルーム —— 8個
玉ねぎ —— 1/4個
バター —— 10g
薄力粉 —— 大さじ1
牛乳 —— 1カップ
パルメザンチーズ —— 適量
塩 —— 適量
サンドイッチ用のパン —— 適量

作り方

1 ほうれん草は熱湯で色よくゆでて冷水にとり、よくしぼってから細かく刻む。マッシュルーム、玉ねぎもみじん切りにする。

2 鍋にバターを溶かして玉ねぎをよく炒め、透き通ってきたらマッシュルームを加え、汁気がとぶまで炒める。薄力粉を振り入れてよく炒め、粉気がなくなったら牛乳を加え、かき混ぜながら煮詰める。

3 1/3量くらいまで煮詰めたらほうれん草を加え、すりおろしたチーズ、塩を加えて味を調える。

4 パンをトーストし、**3**をのせて盛りつける。

こんな症状・体質にも 貧血 / 女性の更年期症状 / 便秘 / 虚弱体質

冬の乾燥によい、体に潤いを与えるレシピです。
ほうれん草は更年期のいらいら、不安をやわらげます。

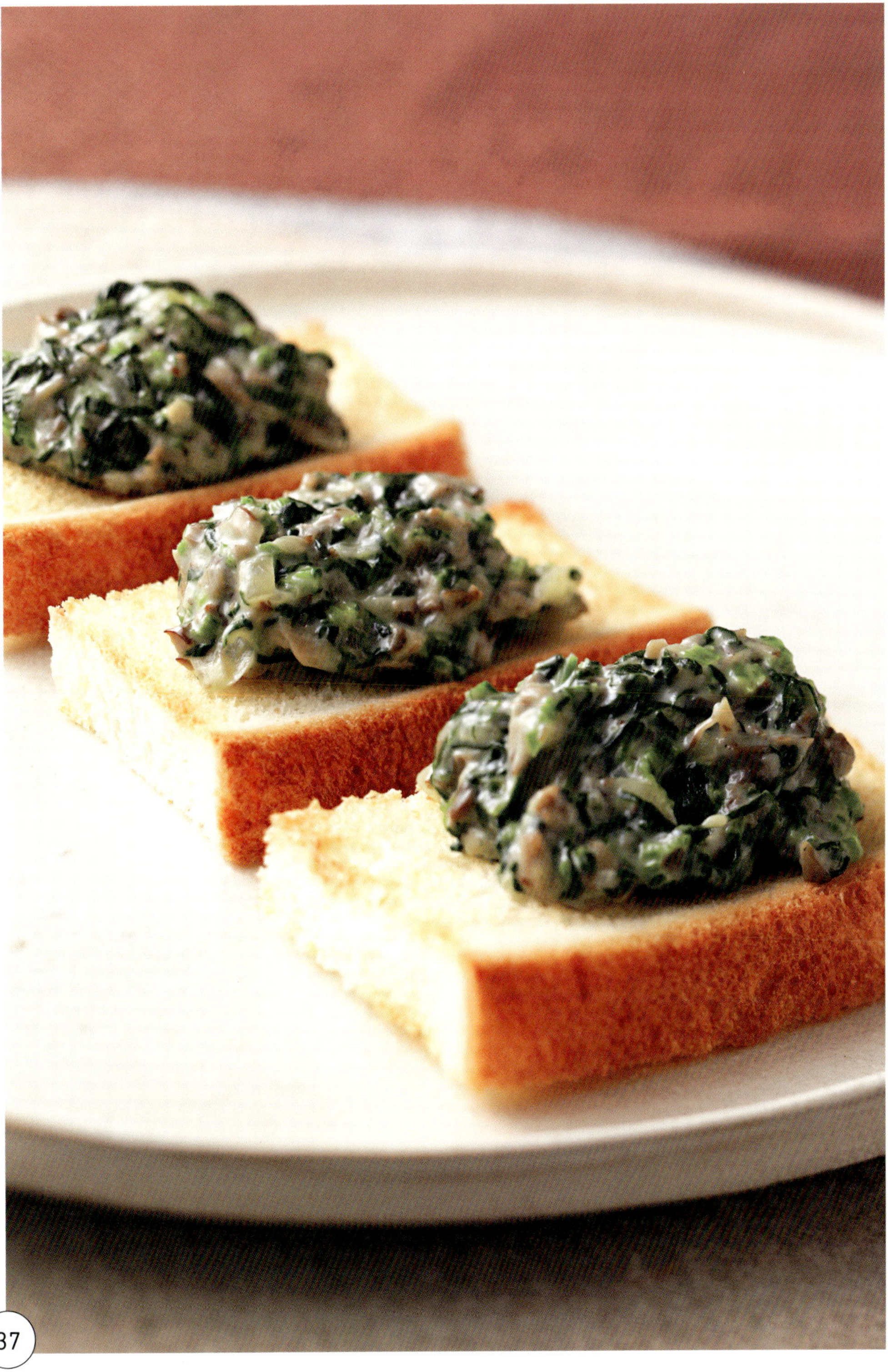

疲れてくすんだ肌を健康的に回復

カリフラワーとじゃがいものポタージュ

この食材に注目

カリフラワー

消化機能を高め、体を丈夫にし、老化予防を助けます。

じゃがいも

弱った消化力を改善して元気を回復させます。

材料［4人分］

カリフラワー
—— 小1個（約200g）
じゃがいも
—— 2個（約200g）
玉ねぎ —— 中1個
バター —— 大さじ1
カレー粉 —— 小さじ1/3
A［固形スープ —— 1個
　ローリエ —— 1枚
牛乳 —— 2カップ
塩 —— 適量
こしょう —— 適量
生クリーム —— 適量
ナツメグ —— 少々

作り方

1 カリフラワー、じゃがいも、玉ねぎは薄切りにする。
2 深鍋にバターを溶かして玉ねぎを炒める。しんなりしたらカレー粉を加えて炒め、じゃがいも、カリフラワーを順に加えて炒め合わせる。
3 かぶるくらいの水と**A**を加え、アクをとりながら野菜がやわらかくなるまで煮る。
4 **3**をミキサーにかけてなめらかにし、鍋にもどして牛乳を加え、温める。塩、こしょうで味を調え、器に盛って生クリームをたらし、ナツメグを振る。

こんな症状・体質にも　胃もたれ　体力低下　食欲不振

寒さで免疫力が落ちて胃腸が弱ったときにおすすめのレシピです。
カレー粉の香りが食欲をうながし、体を温めて消化を助けます。

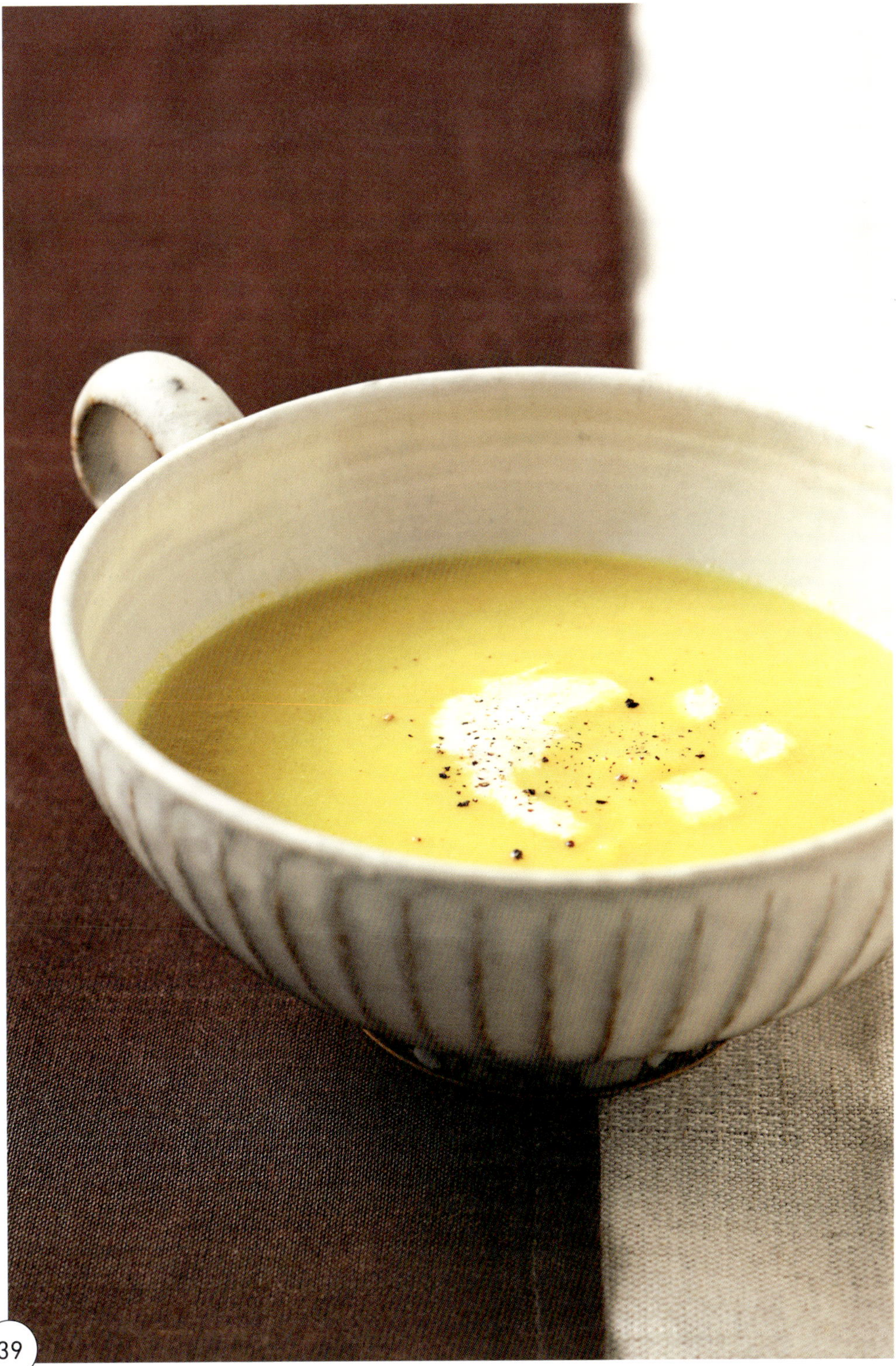

たまった老廃物を排出し、血行と便通を改善

菜の花のアンチョビ風味フライ

この食材に注目

菜の花

解毒作用によっておでき、炎症をやわらげ、血行をよくして肌のトラブルを改善する働きがあります。体を温める働きもあるので、手足の冷えなどにも効果的です。

材料［2～3人分］

菜の花 ―― 1/2束

アンチョビペースト ―― 大さじ1

A［薄力粉 ―― 50g

　ベーキングパウダー ―― 小さじ1/4

揚げ油 ―― 適量

レモン、塩 ―― 各適量

※アンチョビペーストがないときは、アンチョビのフィレを細かくたたいてもよい。

作り方

1 菜の花は水に放してシャキッとさせ、水気をきって5cm長さに切る。

2 アンチョビペーストを水少々でのばし、さらに水70mℓを加えて混ぜる。

3 **A**を合わせてよく混ぜ、**2**に加えてさっくり混ぜ、衣を作る。

4 衣に菜の花を入れてさっくり混ぜ合わせ、中温に熱した揚げ油に少しずつ入れて揚げる。油をきって盛りつけ、レモンと塩を添える。

こんな症状・体質にも

冷えやすい　血行が悪くなりがち　いらいら・ストレス

冬の間によどみがちな血液を巡らせ、毒素排出を助けるレシピです。
アンチョビ（いわし）は精神を安定させるので、ストレス緩和にも有効です。

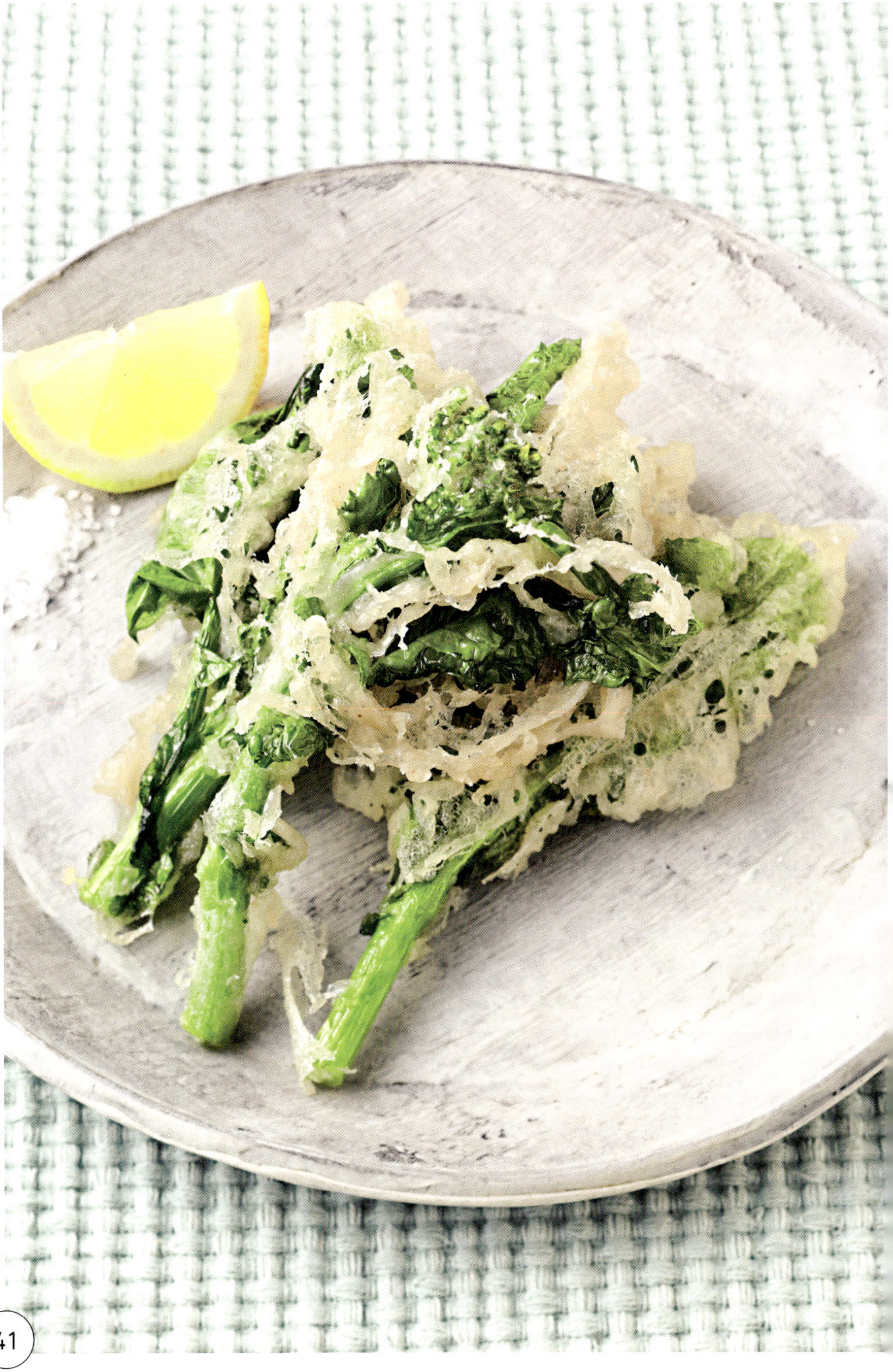

ほてりを感じるときの乾燥や肌荒れにおすすめ

豆腐のきのこあん

この食材に注目

豆腐

全身に潤いを与えて余分な熱をとり、熱と乾燥が原因の不調を改善します。

くず粉

原料であるくずの根は葛根（かっこん）という生薬。熱をとる作用があり、風邪の初期に用います。

しめじ

肌荒れや貧血によく、便秘改善効果もあります。

材料［2～3人分］

絹ごし豆腐 —— 1丁
しいたけ —— 2枚
しめじ —— 1パック
だし —— 300mℓ
塩 —— 適量
しょうゆ —— 適量
くず粉 —— 小さじ2～3
ゆず皮 —— 適量

※くず粉は片栗粉でもよい。

作り方

1 豆腐は食べやすく切る。
2 しいたけは石づきを落として薄切りに、しめじは石づきを落としてほぐす。
3 鍋にだし、しいたけ、しめじを入れて火にかけ、煮立ったらアクをとり、しんなりするまで弱火で煮る。
4 塩、しょうゆで味を調え、火を強めて倍量の水で溶いたくず粉を少しずつ加え、混ぜながらとろみをつける。
5 弱火にして豆腐を加え、温まったら器に盛り、細く切ったゆず皮を散らす。

こんな症状・体質にも 食欲不振 目の充血 便秘

豆腐は食欲不振、目の充血も改善します。
しめじは便秘改善によい食材です。

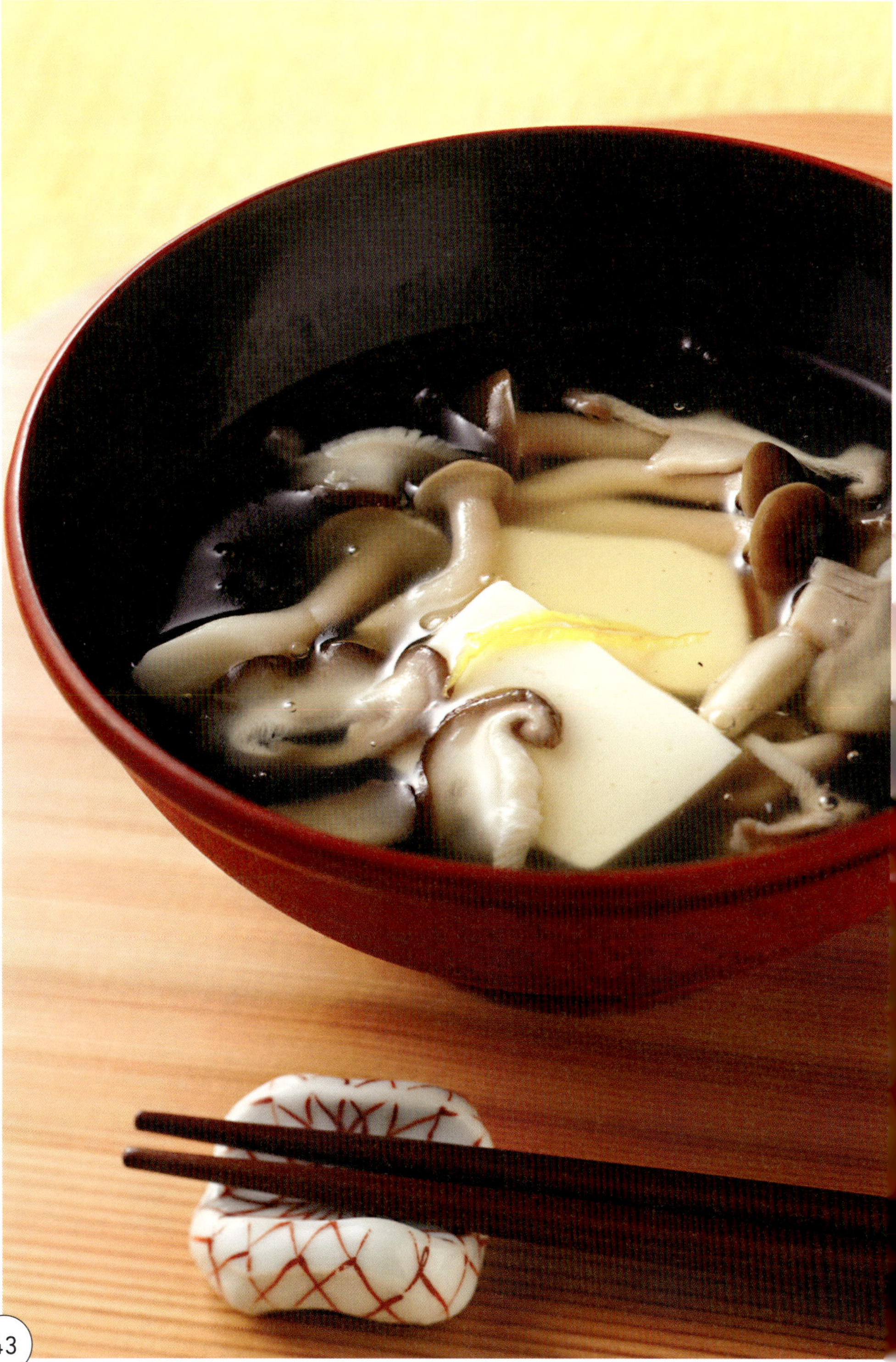

体を潤して便秘を改善し、肌のハリをアップ

さつまいものスパイスはちみつ

この食材に注目

さつまいも

体にたまった余分な水分と熱をとるとともに腸を潤して便秘を改善する働きがあります。水分代謝、血行、消化促進にも役立ちます。

はちみつ

肺と腸に潤いを与え、咳や便秘改善を助けたり、疲労回復に役立ちます。

材料［2～3人分］

さつまいも —— 中1本（約300g）
バター —— 15g
A
- はちみつ —— 大さじ2
- シナモン —— 小さじ1/2
- ナツメグ —— 小さじ1/4
- ブランデー —— 小さじ1

作り方

1. **A**は溶き混ぜておく。
2. さつまいもはたわしでこすってよく洗い、皮つきのまま1.5㎝角に切る。
3. フライパンにバターを溶かしてさつまいもを入れ、弱めの中火で15～20分じっくり炒め焼きにする。ときどきフライパンをゆすり、さつまいもを返しながら全体にバターをしみ込ませるようにする。
4. いもがほっくりやわらかくなれば**A**を加え、手早くからめて火を止める。

こんな症状・体質にも　空咳　疲労　冷えやすい

さつまいもが消化機能を整えて便秘を改善し、はちみつとバターとともに体に潤いを与えるレシピです。シナモン、ナツメグは体を温める作用があります。

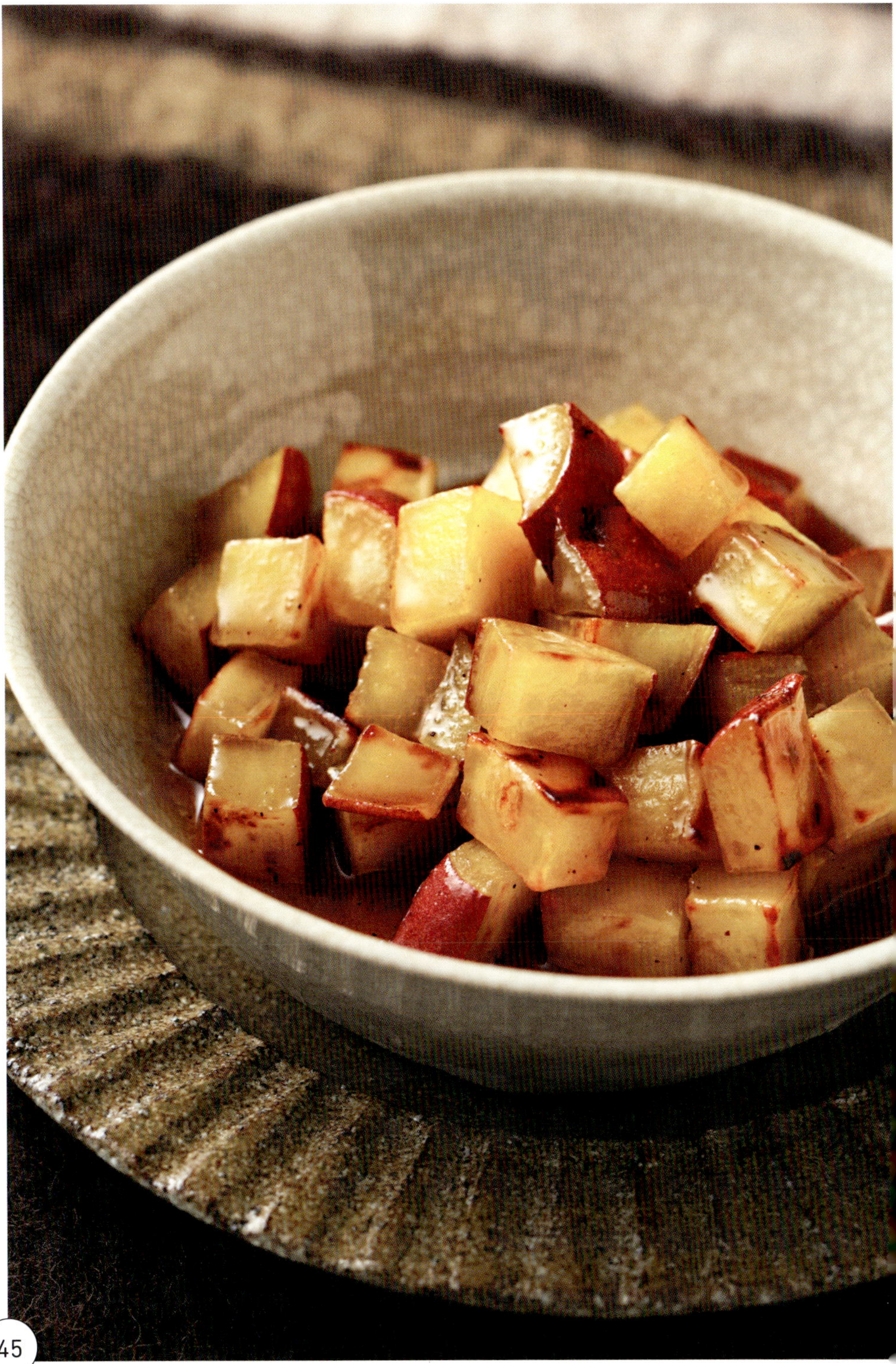

③ 脳の老化が不安

ととのうポイント

　全身の機能のバランスがくずれると体質が不安定になり、脳の健康状態も不安定になります。原因は過労、睡眠不足、不規則な生活、ストレス、暴飲暴食、運動不足など。これらを正し、「腎」をいたわる食材を食べましょう。

　また、血行をよくする食材、老廃物の排出を助ける食材も必要です。これらの食材のパワーを活用するためには「気」と「血」を補う食材（P28）も重要。

タイプ 1　体力、気力が落ちてきた。認知症も心配

不摂生が続いている、慢性疾患で体力が低下、体が冷えがち、頻尿、昼間に眠い。こんなタイプは加齢によって脳の機能が衰える心配があります。脳の老化を予防する食材、「腎」を温めていたわる食材を食べ、冷えに気をつけましょう。

おすすめ食材

脳の老化を予防する食材

あじ、いわし、うずらの卵、くるみ、黒ごま

「腎」を温めていたわる食材

えび、ラム肉、鹿肉、鶏レバー、栗、くるみ、にら、赤貝、ムール貝、シナモン、八角、クローブ、フェンネル

タイプ
2

過労かも？ 健忘症が心配

客観的にみて働きすぎで、ストレスはあまり感じないが実は過労でくたびれているタイプ。物忘れのほか、動悸、多夢もあります。このタイプは、「五臓」の「心」をいたわる食材を食べて負担を減らします。同時に「血」も補い、物忘れを改善しましょう。

おすすめ食材

「心」をいたわる食材

百合根、ハスの実、アーモンド、ココナッツ、チンゲン菜、あさり、いわし、牡蠣、ひじき、緑茶、ジャスミン茶、りゅうがん、小麦

「血」を補う食材

ほうれん草、あしたば、きくらげ、にんじん、なつめ、ぶどう、ライチ、松の実、赤貝、あわび、いか、かつお、牡蠣、レバー、卵

タイプ
3

血圧、コレステロールが高め。脳卒中が心配

健康診断で血圧、血中コレステロールが高い場合は、脳卒中が心配です。食材は「肝」の巡りをよくするもの、体にたまった水分、脂肪、老廃物を排出するもの、血行をよくするものを意識して食べましょう。薄味を心がけることもお忘れなく。

おすすめ食材

「肝」の巡りをよくする食材

クレソン、ししとうがらし、せり、セロリ、豆苗、トマト、ピーマン、マッシュルーム、パパイア、かじきまぐろ、ゆず皮

水分、脂肪、老廃物を排出する食材

そば、オートミール、大根、タケノコ、ふきのとう、こんにゃく、里いも、玉ねぎ、えのきだけ、春菊、きゅうり、冬瓜、らっきょう、なめこ、水菜、海藻類、豆乳、梨、ウーロン茶、プーアール茶

血行をよくする食材

黒豆、パセリ、クランベリー、ブルーベリー、プルーン、さんざし、桃、チンゲン菜、なす、玉ねぎ、クレソン、菜の花、にら、青魚、鮭、サフラン、ターメリック、黒糖

ちりめんじゃこと干ししいたけが脳の老化を予防

大豆としいたけ入りじゃこごはん

この食材に注目

干ししいたけ

干したしいたけは老化症状を改善します。また「気」を補い、免疫力を高めて高血圧やがんの予防にも役立ちます。

ちりめんじゃこ

いわしの稚魚で、「気」「血」を補い、血行をよくし、健忘や足腰の衰えなどの老化症状を改善します。

材料［4～6人分］

米 —— 2カップ
大豆（ゆで）—— 2/3カップ
干ししいたけ —— 5～6枚
ちりめんじゃこ —— 1/2カップ
塩 —— 小さじ1/2
しょうゆ —— 大さじ1
酒 —— 大さじ1

※大豆は市販の水煮缶を使ってもよい。

作り方

1 干ししいたけは水につけてもどし、軸を落として薄切りにする。もどし汁は60mℓとっておく。
2 米はといでざるに上げ、炊飯器に入れて水420mℓ、しいたけのもどし汁を加え、30分ほどおく。
3 しいたけ、大豆、ちりめんじゃこ、塩、しょうゆ、酒を加えて炊く。

こんな症状・体質にも

なんとなく力が入らない　体がだるい　いらいら・ストレス

消化をよくすると同時に、元気のもとを補って疲労回復を助けるレシピです。
ちりめんじゃこ（いわし）は精神を安定させ、ストレス緩和に有効です。

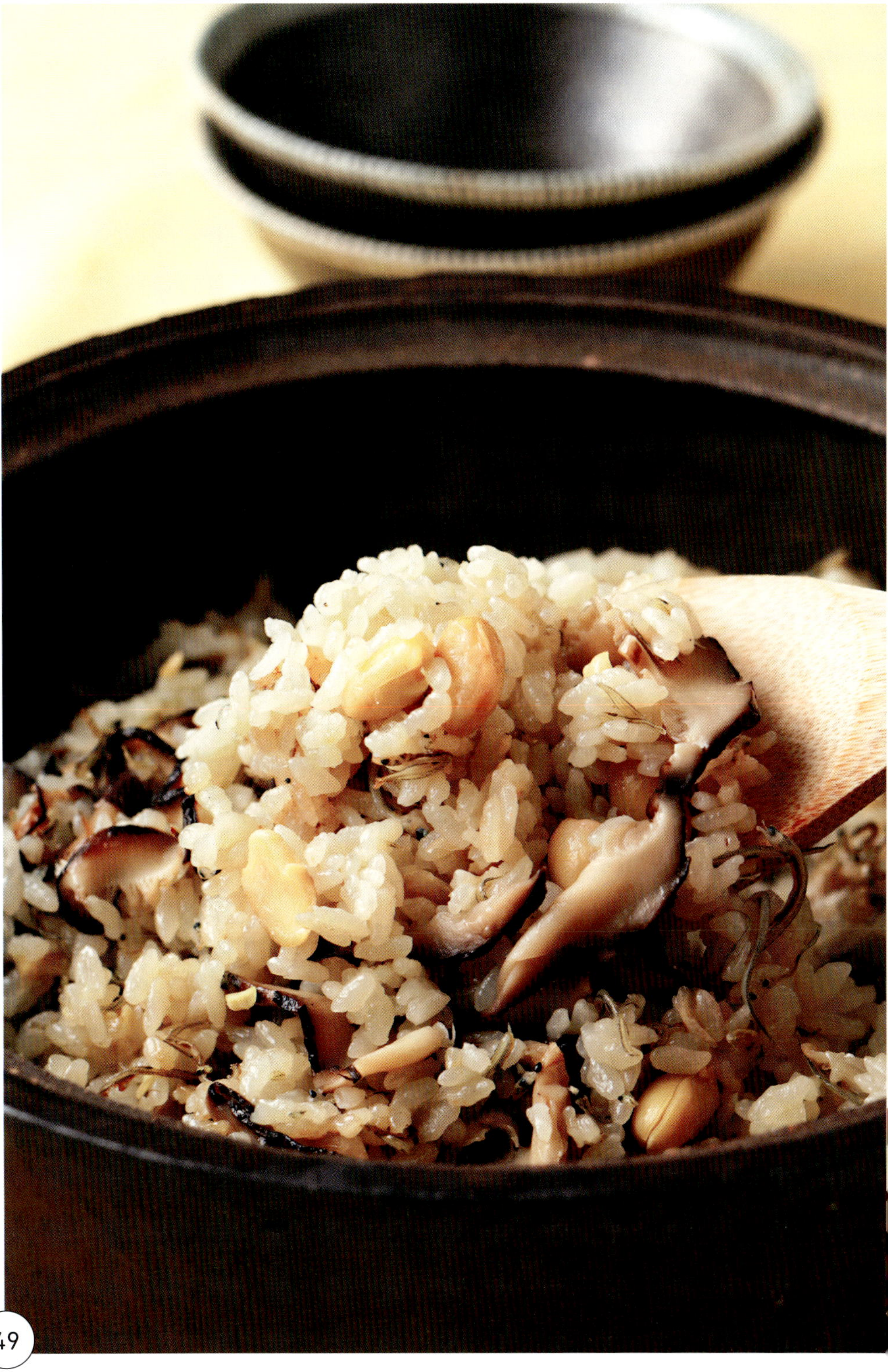

血行を促進させて脳の元気をキープ

煮玉ねぎの肉あんかけ

この食材に注目

玉ねぎ

「気」「血」の巡りをよくし、血液をさらさらにして血行を促進します。また、体を温めて胃腸の調子を整えます。

豚肉

「気」「血」を補い、全身に潤いを与えて乾燥をいやします。「脾」に働きかけて胃腸を整えます。

材料［4人分］

小ぶりの玉ねぎ —— 4 ～ 6個
豚ひき肉 —— 100g

A
- にんにく —— 1片
- しょうが —— 1片
- 長ねぎ —— 10cm

ごま油 —— 大さじ1

B
- 鶏がらスープ —— 3/4カップ
- しょうゆ —— 大さじ1
- 酒 —— 大さじ1
- 砂糖 —— 大さじ1/2

塩 —— 少々
片栗粉 —— 小さじ2 ～ 3

※鶏がらスープは顆粒を湯に溶いたものでもよい。

作り方

1. 玉ねぎは皮をむき、鍋に入れてかぶるくらいに水を加え、とろ火でじっくり煮る。煮くずれる寸前までやわらかくなればよい。
2. **A**はすべてみじん切りにし、ごま油を熱したフライパンで炒め、香りが立ったら豚ひき肉を加え、火が通るまで炒め合わせる。
3. **B**を加えて煮立て、味をみながら塩で調え、片栗粉を倍量の水で溶いて加え、とろみをつける。
4. 玉ねぎを温め、汁気をきって盛りつけ、**3**のあんをかける。

こんな症状・体質にも　血行が悪い　冷えやすい　血圧異常

玉ねぎが血流をよくして高血圧を防ぐとともに、豚肉が「血」を補うので、春に多い低血圧にも効果的なレシピです。
煮玉ねぎは、スープやカレーなどの具にも使えるので、まとめて作っておくと便利。

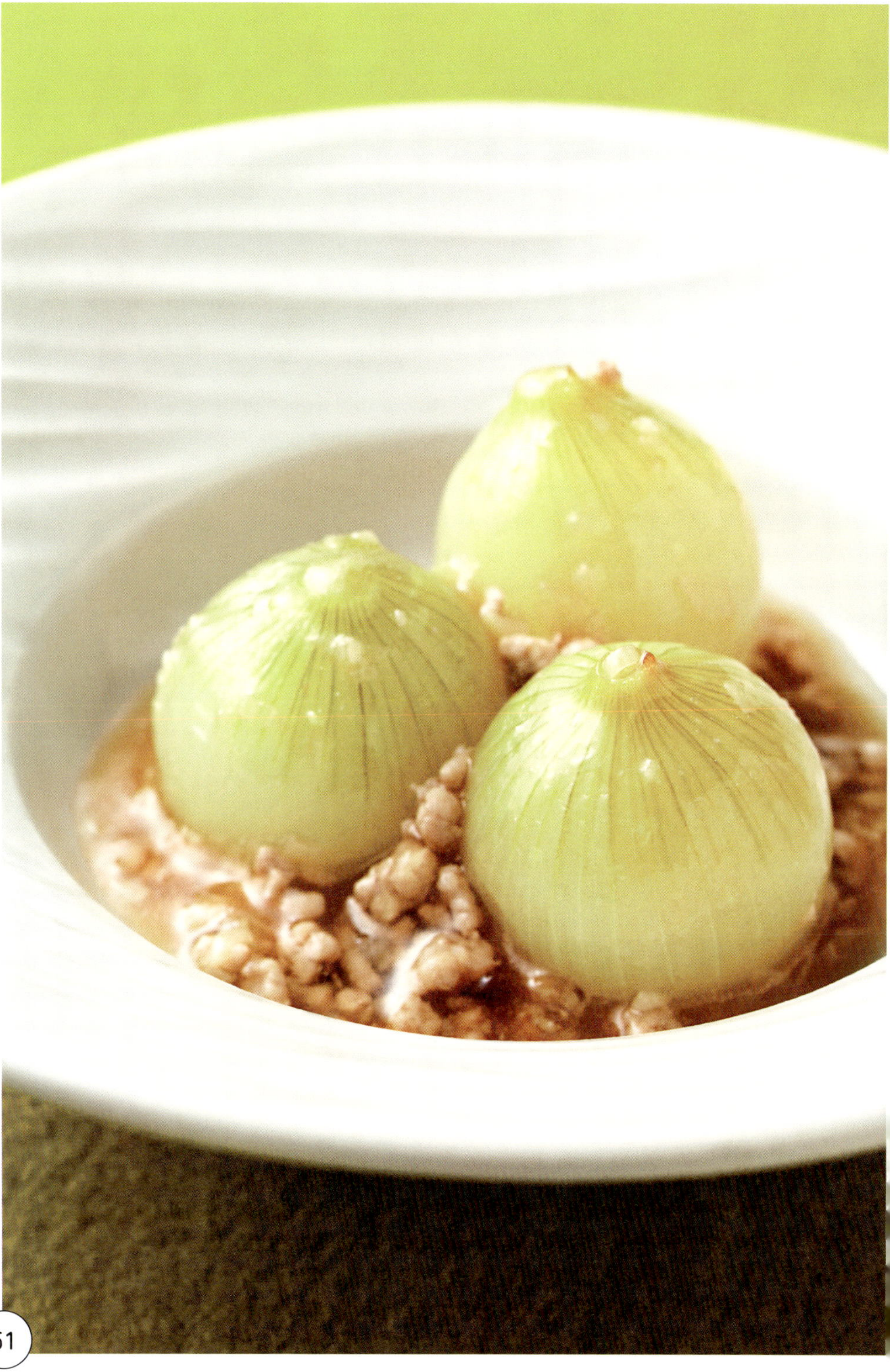

健脳食材であるいわしの栄養を薬味で食欲を高めてしっかり吸収

いわし刺身の薬味あえ

この食材に注目

いわし

脳をすこやかに保って老化予防に働きます。また、体を温めて血行促進を助け、消化不良の改善に役立ちます。

しょうが

生のしょうがは食欲を増進し、体の表面を温め、血行を促進して発汗をうながします。

材料［2～3人分］

いわし（刺身用）―― 2尾
しょうが ―― 10g
青じそ ―― 10枚
あさつき ―― 5本
A
- 酢 ―― 大さじ1
- ごま油 ―― 大さじ1
- しょうゆ ―― 大さじ1/2
- 塩 ―― ひとつまみ

※いわしは刺身用にさばいてもらう。

作り方

1 しょうがはなるべく細いせん切りにして水に放し、ざるに上げて水気をきる。

2 青じそは細いせん切りにし、あさつきは細かい小口切りにし、しょうがと混ぜる。

3 いわしはそぎ切りにして器に並べ、2をのせ、Aを混ぜてかける。

こんな症状・体質にも

風邪をひきやすい　寒気がする　免疫力の低下　いらいら・ストレス

いわしと香味野菜は、温め力が強いので冷えから体を守り、免疫力を上げて風邪を予防します。いわしは精神を安定させ、ストレス緩和に有効です。

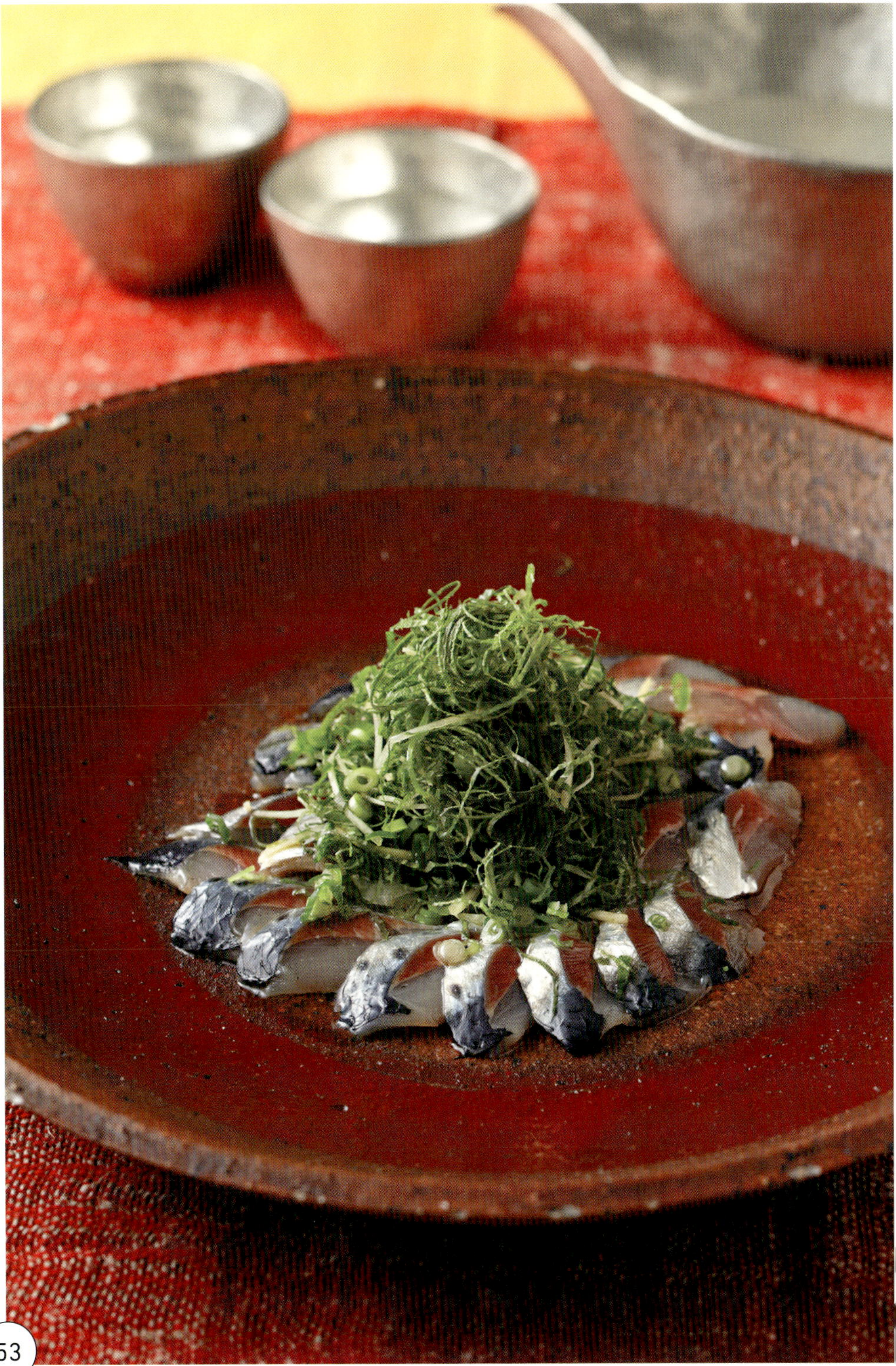

冷え、疲れをとって脳の老化を予防する

揚げもちのえびあんかけ

この食材に注目

えび

足腰の冷えをとり、体を温める働きがあります。

もち

体を温めて体力回復を助け、倦怠感や無力感を緩和します。疲れが慢性化したときにもよい食材です。粘りつくような食品は体内に湿気を生むので量はほどほどに。

材料［2～3人分］

えび —— 中8尾
干ししいたけ —— 2枚
長ねぎ —— 1/2本
もち —— 2～3枚
三つ葉 —— 適量
A だし —— 1カップ
A しょうゆ —— 大さじ1/2
A みりん —— 大さじ1/2
片栗粉 —— 大さじ1
揚げ油 —— 適量
塩 —— 適量

※しいたけはどんこがおすすめ。

作り方

1 干ししいたけは水につけてもどし、軸を落として薄切りにし、もどし汁を1/4カップとっておく。長ねぎは斜め切りにする。

2 えびは殻と背わたをとって2～3つに切り、熱湯でさっとゆがき、ざるに上げる。

3 鍋に**A**、**1**のもどし汁を入れて煮立て、しいたけ、長ねぎを加えて煮る。続いてえびを加え、味をみて塩でやや濃いめに調える。片栗粉を倍量の水で溶いて加え、混ぜながら煮立ててとろみをつける。

4 もちは1枚を3つに切り、中温の油でこんがり揚げ焼きにして器に入れ、**3**のあんをかける。ざく切りにした三つ葉をのせる。

こんな症状・体質にも 虚弱体質 風邪をひきやすい 足腰の痛み

寒い季節に体力が低下したとき、風邪やインフルエンザの予防におすすめのレシピです。えび、もち、長ねぎの温める力は、足腰の冷えや痛みにも有効。

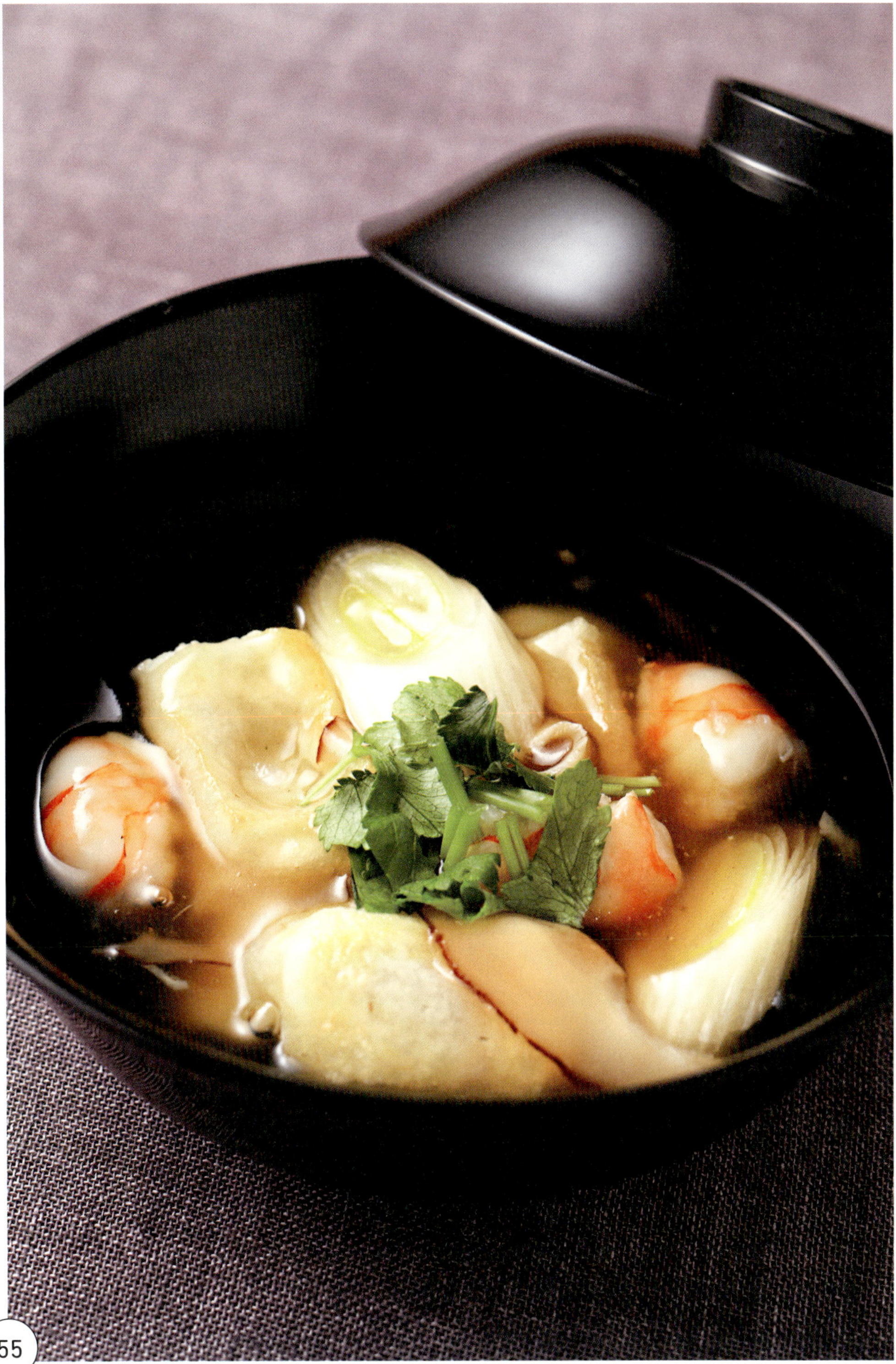

脳だけでなく、髪と足腰の老化予防にもおすすめ

くるみ入り豚みそ

この食材に注目

くるみ

足腰を温めて丈夫にし、健忘や耳鳴りなどの老化症状を改善。咳をやわらげる働きもあります。

ゆず

消化を促進して食欲を高めます。皮はストレス緩和の働きも。

材料 [4 ～ 6人分]

豚ばら肉薄切り —— 100g
くるみ —— 2 ～ 3片
しょうが —— 1片
A
- みそ —— 60g
- 酒 —— 大さじ2
- 砂糖 —— 20g

ゆず皮 —— 適量
サラダ油 —— 少々

作り方

1. 豚肉は6 ～ 7㎜幅に切る。しょうがはみじん切りにする。**A**は混ぜておく。
2. くるみは粗みじん切りにし、香ばしくから煎りする。
3. フライパンにサラダ油をひいて豚肉としょうがを入れ、中火でじっくり炒め、出てきた脂をペーパータオルでふく。**A**を加え、焦げないようにへらで混ぜながら弱火で5 ～ 6分練る。
4. みそがねっとりしてきたらくるみを加えて練り合わせ、火を止めてゆず皮をすりおろして加える。好みの香草を飾る。

こんな症状・体質にも

冷えやすい　白髪が気になる　肌荒れ　便秘

しょうがが体を温め、脳や足腰の衰えを予防します。
くるみは白髪の改善、肌荒れや便秘にも有効。

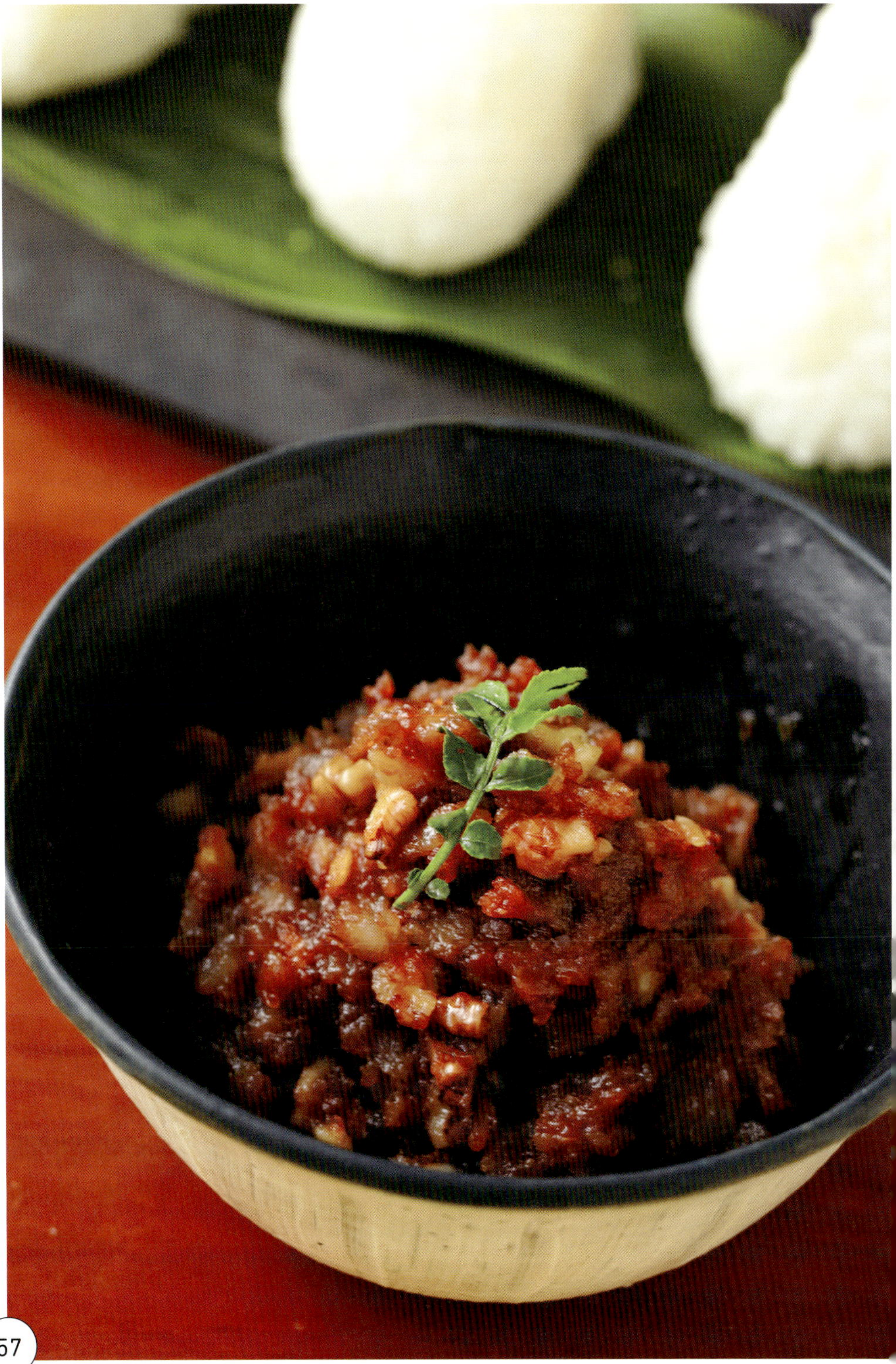

4 太りやすくなった

ととのうポイント

ちょっと食べすぎると太る、一食抜いたくらいでは体重が減らない……。これが中年の肥満。薬膳では肥満は「体にたまった余分なもの」と考えます。余分なものは、排出が悪い、水分代謝が悪い、燃焼がうまくいかないなどの理由でたまります。やみくもに食事量や糖質、脂質を減らしても根本的な解決にはなりません。肥満の改善にはタイプごとの対策が必要です。

タイプ 1 ストレスで食べすぎ。拒食もあり

「五臓」の「肝」の巡りが悪化して太るタイプ。落ち込み、残便感、舌が赤い、ストレス食べや拒食などの症状があります。「肝」の巡りをよくする食材、便通をよくする食材を食べ、P90「うつ・無気力が心配」も参考にしてください。

おすすめ食材

「肝」の巡りをよくする食材

クレソン、ししとうがらし、せり、セロリ、豆苗、トマト、ピーマン、マッシュルーム、パパイア、かじきまぐろ、ゆず皮

便通をよくする食材

乳製品、オリーブ油、アーモンド、ひまわりの種、松の実、くるみ、はちみつ、ごま油

タイプ 2

むくみ、疲れがあり、水太りしやすい

間食が多く、甘いお菓子やパンをよく食べるタイプ。疲れやすく、頭がぼーっとする、舌に白い苔がべっとりなどの症状もあります。体にたまった余分な水分や湿気、脂肪などを排出する食材、むくみを改善する食材を食べましょう。

おすすめ食材

水分、脂肪、老廃物を排出する食材

そば、オートミール、大根、タケノコ、ふきのとう、こんにゃく、里いも、玉ねぎ、えのきだけ、春菊、きゅうり、冬瓜、らっきょう、なめこ、水菜、海藻類、豆乳、梨、ウーロン茶、プーアール茶

むくみを改善する食材

はとむぎ、小豆、黒豆、レンズマメ、アスパラガス、きゅうり、じゅんさい、せり、冬瓜、とうもろこし、なす、白菜、水菜、レタス、すいか、メロン、あさり、あゆ、鯉、鯛、海藻類、牛タン、鴨肉

タイプ 3

中年になって代謝が悪くなった

食事量に気をつけても体重が減らない、汗っかき、筋肉がなくてポチャッとしている。このタイプは「五臓」の「脾」が弱いので「脾」をいたわる食材、むくみを改善する食材を食べ、冷たいものや水分のとりすぎに気をつけましょう。

おすすめ食材

「脾」をいたわる食材

納豆、玄米、はとむぎ、じゃがいも、山いも、大豆、ブロッコリー、アスパラガス、にんじん、枝豆、かぼちゃ、ココナッツ、りんご、鯛、さわら、ひらめ、鴨肉、鶏肉、オートミール、かぶ、カリフラワー、豆腐、まいたけ

むくみを改善する食材

はとむぎ、小豆、黒豆、レンズマメ、アスパラガス、きゅうり、じゅんさい、せり、冬瓜、とうもろこし、なす、白菜、水菜、レタス、すいか、メロン、あさり、あゆ、鯉、鯛、海藻類、牛タン、鴨肉

全身の巡りが悪いタイプの肥満予防に

なすとミントのスパゲッティ

この食材に注目

なす

体にたまった余分な水分と熱をとる働きがあります。水分代謝、血行改善、消化促進にも役立ちます。

ミント

熱をとって体を冷やし、喉や目をすっきりさせます。

材料 ［2～3人分］

なす —— 中3個
玉ねぎ —— 中1/2個
スペアミント —— 1パック
スパゲッティ —— 150g
オリーブ油 —— 適量
塩 —— 適量

※スパゲッティは細めのものがよい。

作り方

1 なすは5～6㎜角に切る。玉ねぎはみじん切り、ミントは飾り用を残して粗みじん切りにする。

2 フライパンにオリーブ油大さじ1くらいを熱し、玉ねぎを炒める。しんなりしたら大きめのボウルに移す。

3 あいたフライパンにオリーブ油大さじ2～3を熱し、なすを入れて塩小さじ1/2を振り、かさが減ってやわらかくなるまで炒め、2のボウルに移す。

4 スパゲッティは塩を加えた熱湯で製品の表示通りゆで、ざるに上げて水気をきり、3に加えてよくあえる。ミントも加えて混ぜ、器に盛ってミントを飾る。

こんな症状・体質にも 食欲不振　目の充血　頭痛

なすは「脾」をいたわって胃の不調を整えます。
ミントは熱をとる働きで目の充血や頭痛を緩和します。

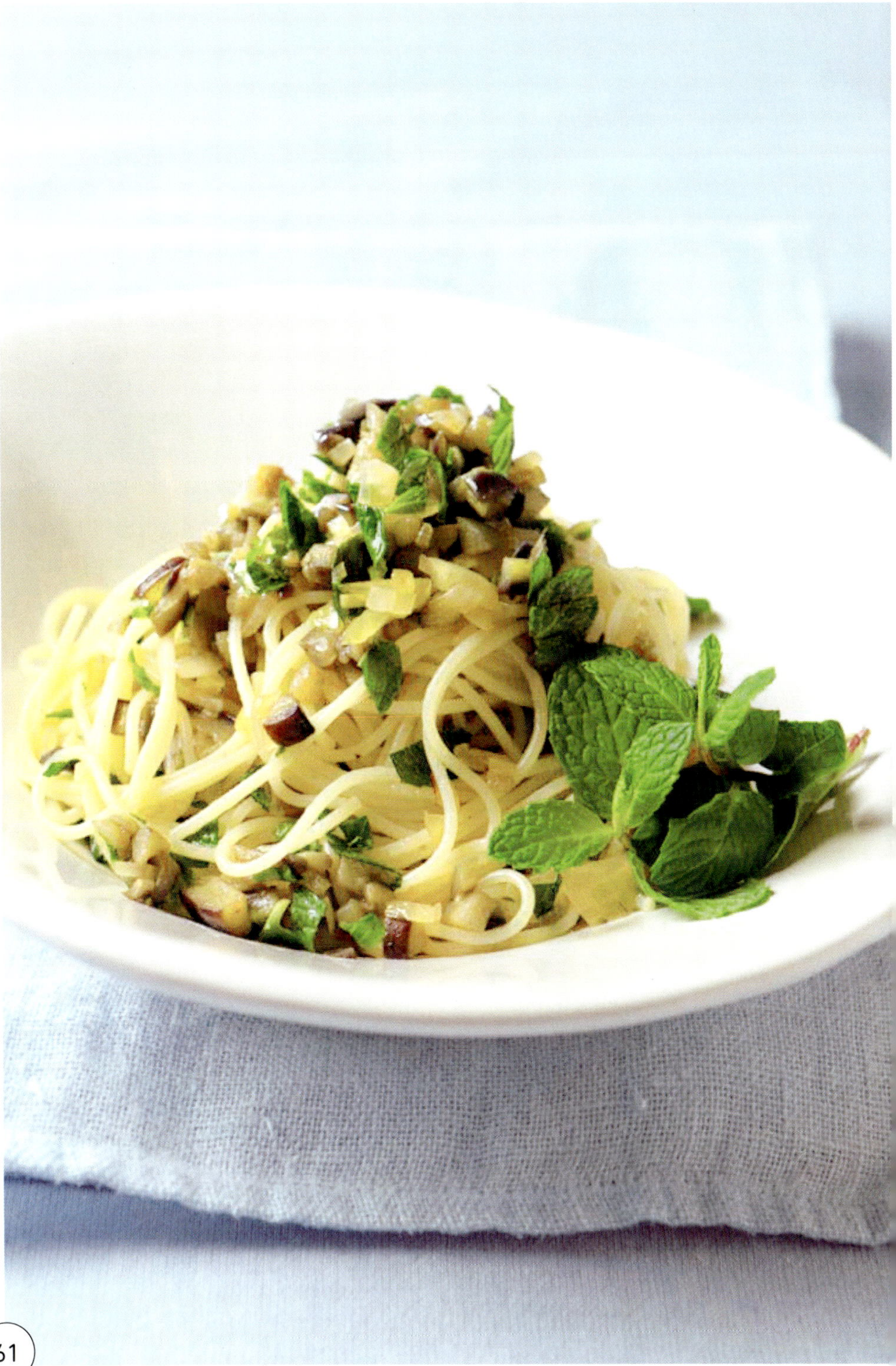

余分な水分と老廃物を排出してスッキリ

はまぐりとせん切り野菜のお好み焼き

材料 [2 ～ 3人分]

はまぐり —— 大4 ～ 5個
大根 —— 約5cm
セロリ —— 1/2本
酒 —— 1/4カップ
薄力粉 —— 1/2カップ
ごま油 —— 適量
香菜（シャンツァイ）
—— 適量
からし、しょうゆ、塩
—— 各適量

この食材に注目

はまぐり

潤いを適度に補って乾燥を改善し、同時に余分な水分を排出します。むくみ、水太りに有効です。

セロリ

いらいらをやわらげ、高血圧や目の充血の改善を助けます。

作り方

1 はまぐりはよく洗い、蓋がぴっちり閉まる鍋に入れて酒を加え、蓋をして強めの火にかける。殻が開くまで蒸し煮にし、冷ます。

2 大根、セロリはマッチ棒くらいの棒状に切る。

3 はまぐりの身を殻からはずして1cm角くらいに切り、ボウルに入れて大根、セロリ、薄力粉を加え、ざっと混ぜる。はまぐりの煮汁を少しずつ加え、お好み焼きの生地のかたさにまとめる。

4 フライパンにごま油を熱し、**3**を薄く広げ入れて焼く。片面がこんがり焼けたら返し、フライ返しで押しつけながら焼く。

5 食べやすく切って盛りつけ、香菜を飾り、からしじょうゆと塩を添える。

こんな症状・体質にも

風邪　咳　消化不良

大根は「肺」の熱をとって潤し、風邪や咳を改善し、消化不良を改善。
香菜も消化不良を改善し、体にたまった毒の排出に役立ちます。

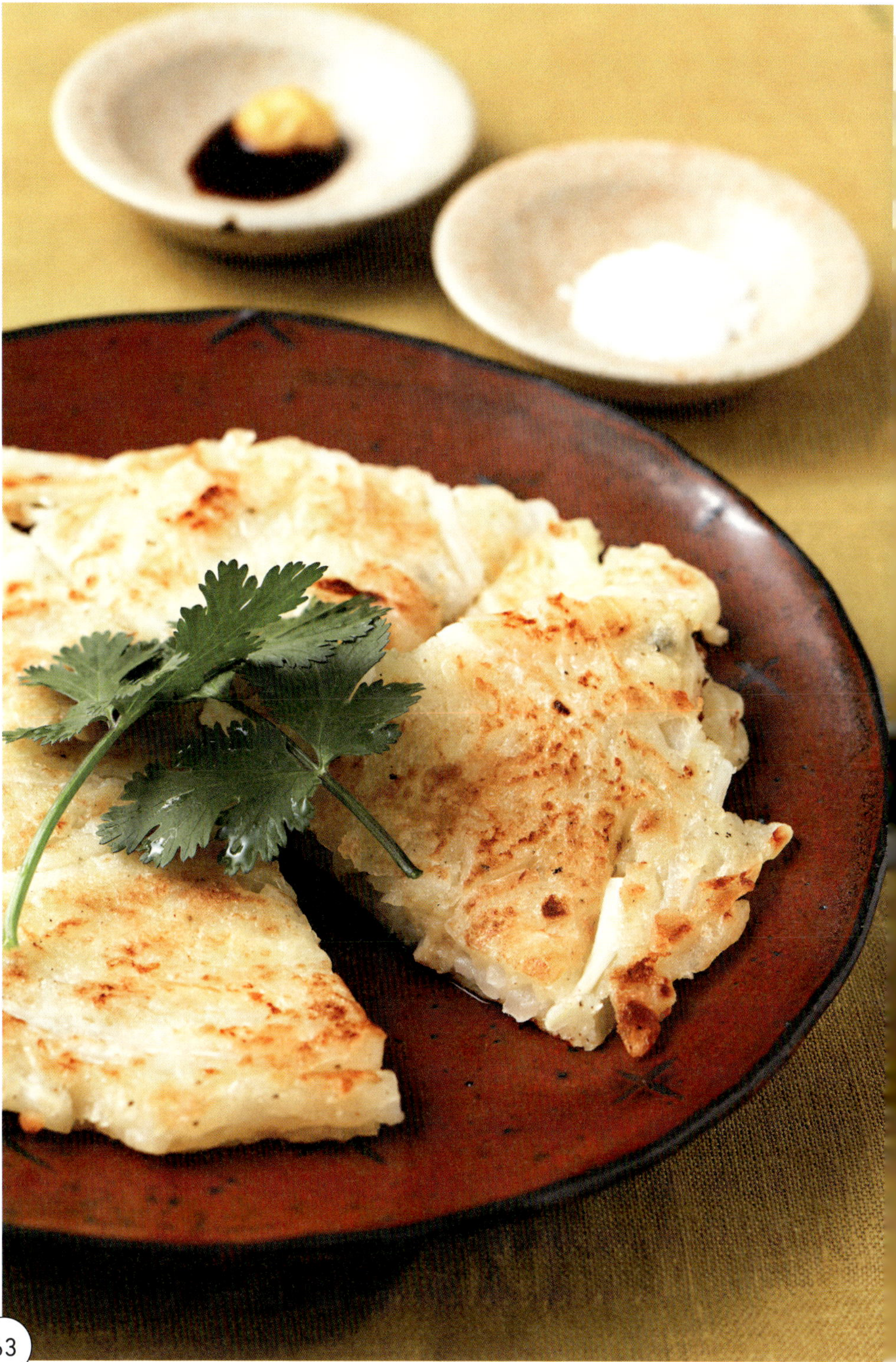

むくみが気になるときのデトックスにおすすめ

わかめとベーコンの卵炒め

この食材に注目

わかめ

水分代謝と血行をよくして全身の巡りを改善します。体の熱を冷まし、むくみやしこりをとり、高血圧の改善を助けます。

卵

「血」と「水」を補って、乾燥を潤し、不安を緩和します。

材料［2～3人分］

生わかめ —— 100g
ベーコン —— 50g
卵 —— 3個
オリーブ油 —— 大さじ1
塩 —— 適量
しょうゆ —— 適量

作り方

1. わかめは水洗いしてしぼり、2～3cm長さのざく切りにする。ベーコンは1～2cm幅に切る。卵は溶きほぐす。
2. フライパンにオリーブ油を熱して卵を流し入れ、ふんわりと炒めてとり出す。
3. あいたフライパンにベーコンを入れて炒め、わかめを加えて炒め合わせる。
4. 卵をもどしてさっくり混ぜ、塩としょうゆで味を調える。

こんな症状・体質にも

不眠　乾燥した感じがある　便秘

「血」を補って乾燥を潤す卵とベーコンが、体の乾燥と不眠を緩和します。わかめは便秘改善にも有効。

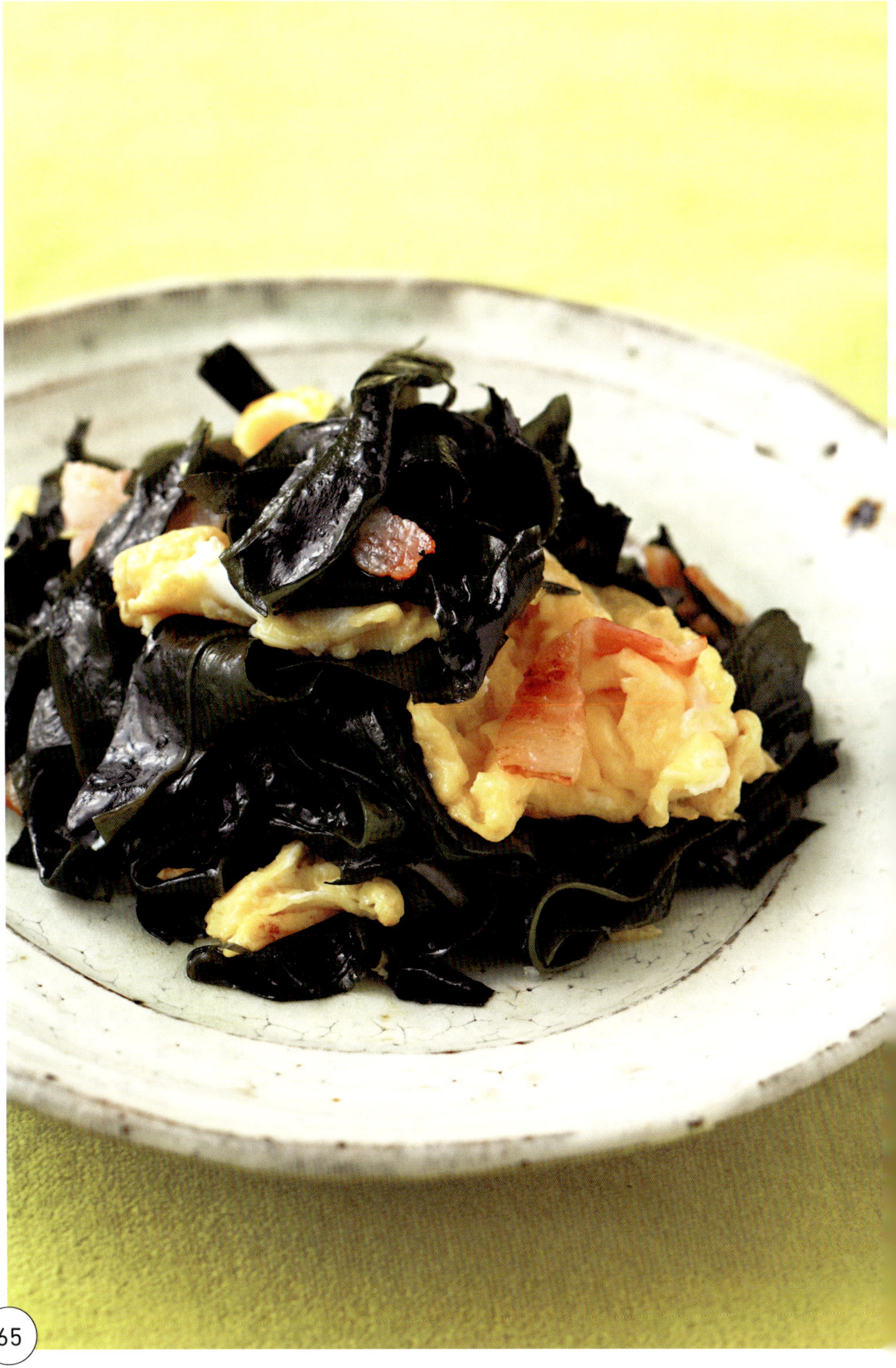

水分代謝をよくして水太りを改善

とうもろこし雑穀ごはん

この食材に注目

とうもろこし

水分排出を助けてむくみをとり、便秘も改善します。消化をよくする働きもあります。

雑穀

もちあわは、余分な水分や熱をとります。もちきびは、咳や肌の炎症を抑える効果があります。

材料［4～6人分］

米 —— 2カップ
とうもろこし —— 1本
もちあわ —— 大さじ2
もちきび —— 大さじ2
キャベツ —— 1～2枚
塩 —— 適量

作り方

1 米はといでざるに上げる。とうもろこしは包丁で粒をそぎとる。もちあわ、もちきびはさっと洗い、目の細かいざるで水気をきる。
2 炊飯器に1を入れ、水550mℓを加えて30分以上おき、塩小さじ1/2を混ぜて炊く。
3 キャベツはざく切りにして塩少々をもみ込み、しんなりしたら水気をよくしぼり、さらに細かく切る。
4 炊き上がったごはんにキャベツを加え、まんべんなく混ぜる。

こんな症状・体質にも　消化不良　胃もたれ　老化症状

キャベツはさまざまな胃の不調を改善します。
また「腎」を補って老化症状や疲労の改善を助けます。

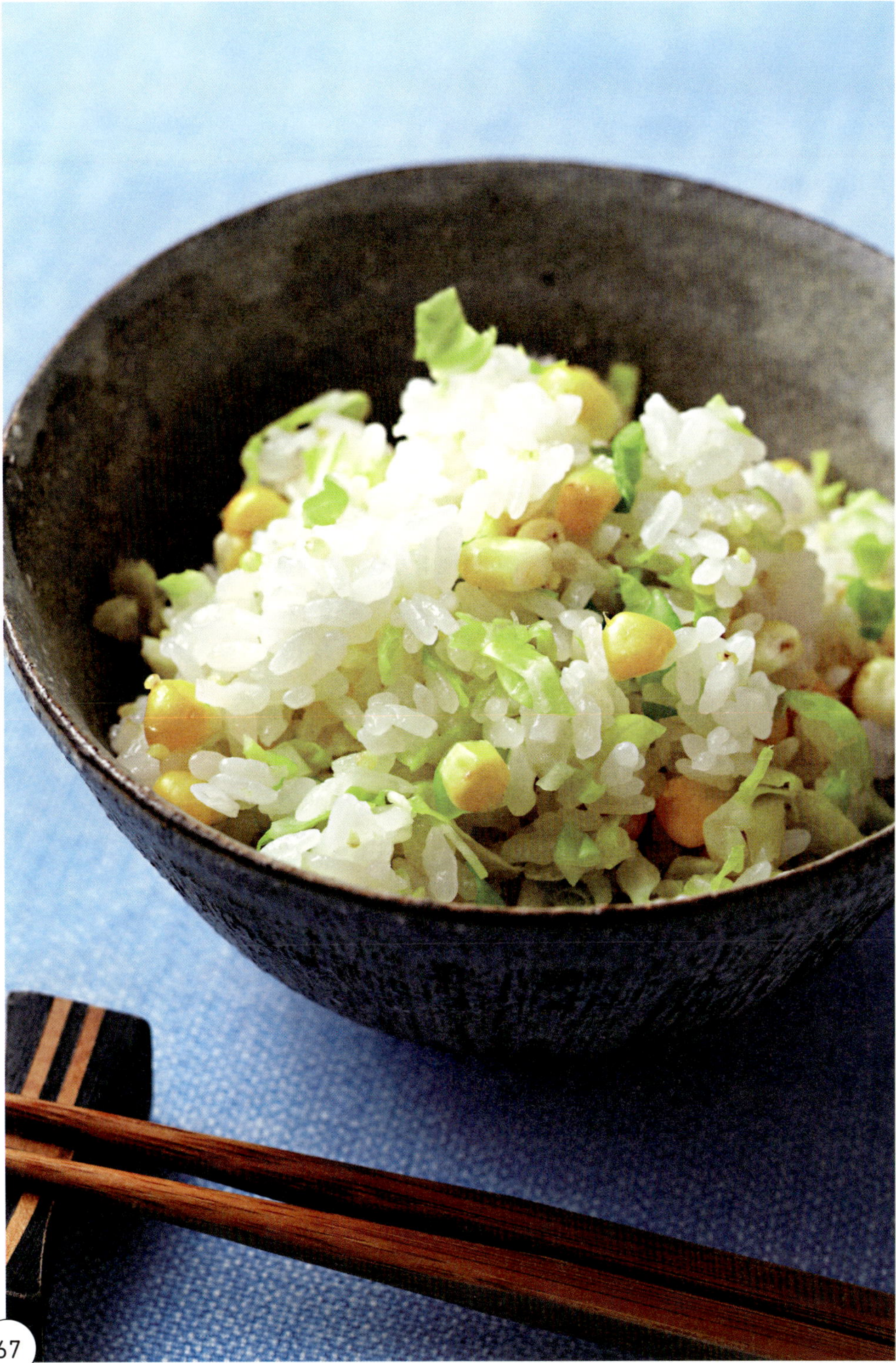

便秘がちで太りやすいならオートミールがおすすめ

オートミール入り煮込みハンバーグ

この食材に注目

オートミール

食物繊維が豊富な穀物。胃腸機能を正常にし、便秘の改善に役立ちます。

トマト

胃腸を整え、食欲を増進します。体を冷やすので冷え症の人は食べすぎないように。

材料［4個分］

合いびき肉 —— 500g
玉ねぎ —— 1/2個
トマト（完熟）—— 大1個
A
- オートミール —— 1/2カップ
- 牛乳 —— 1/2カップ

卵 —— 1個
塩 —— 小さじ2/3

B
- トマトケチャップ —— 大さじ2
- ウスターソース —— 大さじ2
- 固形スープ —— 1/2個
- 砂糖 —— 小さじ1
- 塩 —— 小さじ1/2

オリーブ油 —— 適量

作り方

1. 玉ねぎはみじん切りにし、オリーブ油を熱したフライパンで炒め、冷ます。
2. **A**は混ぜ、やわらかくなるまでおく。
3. トマトは皮を湯むきし、ざく切りにして鍋に入れ、**B**を合わせておく。
4. ひき肉、玉ねぎ、**A**、卵、塩を練り混ぜ、4等分にして丸める。フライパンにオリーブ油少々を熱して並べ入れ、表面だけをしっかり焼きつける。
5. 3の鍋を火にかけて煮立て、焼けたハンバーグを入れて蓋をし、弱火で煮込む。中まで火が通り、ソースがほどよく煮詰まればよい。

こんな症状・体質にも　腹部の膨満感　体力低下

オートミールは膨満感やげっぷを改善します。
合いびき肉は「気」「血」を補って体力アップに役立ちます。

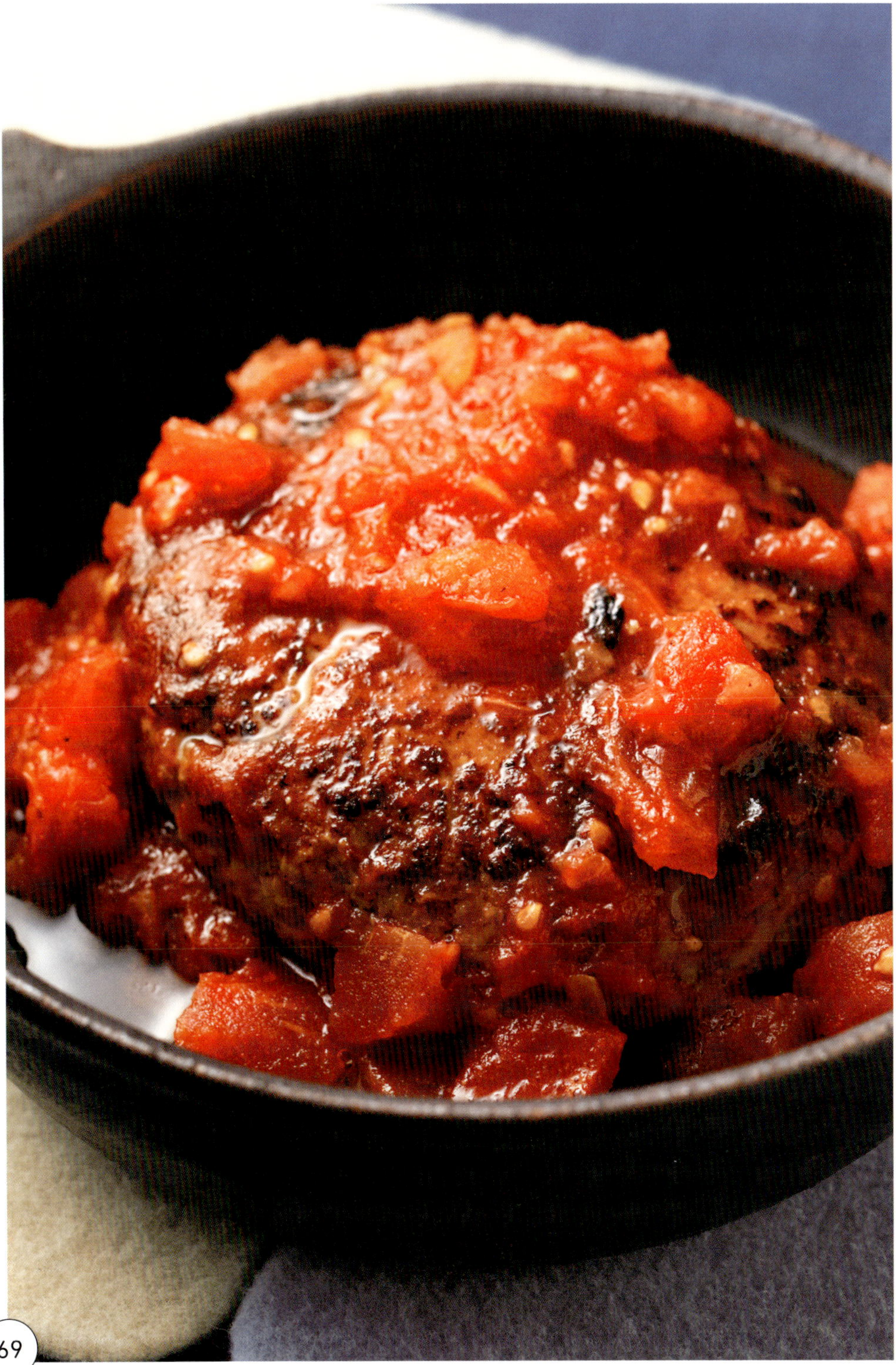

いらいら、血行悪化を感じるときのデトックスに

チンゲン菜と春雨の煮もの

この食材に注目

チンゲン菜

血行をよくし、熱を冷まします。不安感や不安定な気分をやわらげて、いらいらを緩和。

緑豆春雨

原料の緑豆は、余分な熱をとり、強い解毒作用によって老廃物の排出、むくみ改善を助けます。

材料 [2～3人分]

チンゲン菜 —— 1株
春雨（緑豆製）—— 50g
干し貝柱 —— 2～3個
にんにく —— 1片
しょうが —— 1片
ごま油 —— 適量
A
オイスターソース —— 大さじ1
塩 —— 小さじ1/2

作り方

1 貝柱はひたひたの水につけ、冷蔵庫にひと晩おいてもどす。貝柱はほぐし、もどし汁は水を加えて1/2カップにする。

2 チンゲン菜は1枚ずつはがし、4cm長さの細切りにする。にんにく、しょうがはみじん切りにする。

3 春雨は熱湯につけてもどし、食べやすい長さのざく切りにする。

4 フライパンにごま油、にんにく、しょうがを入れて炒め、香りが立ったらチンゲン菜を加え、しんなりするまで炒めてとり出す。

5 **4**のフライパンに**1**、春雨、**A**を入れ、味がなじむまで煮たらチンゲン菜を加えて強火にし、汁気をとばす。

こんな症状・体質にも

二日酔い　**消化不良**

緑豆は水分代謝と解毒作用によって二日酔いを緩和します。
干し貝柱は「脾」に働きかけて消化不良を改善します。

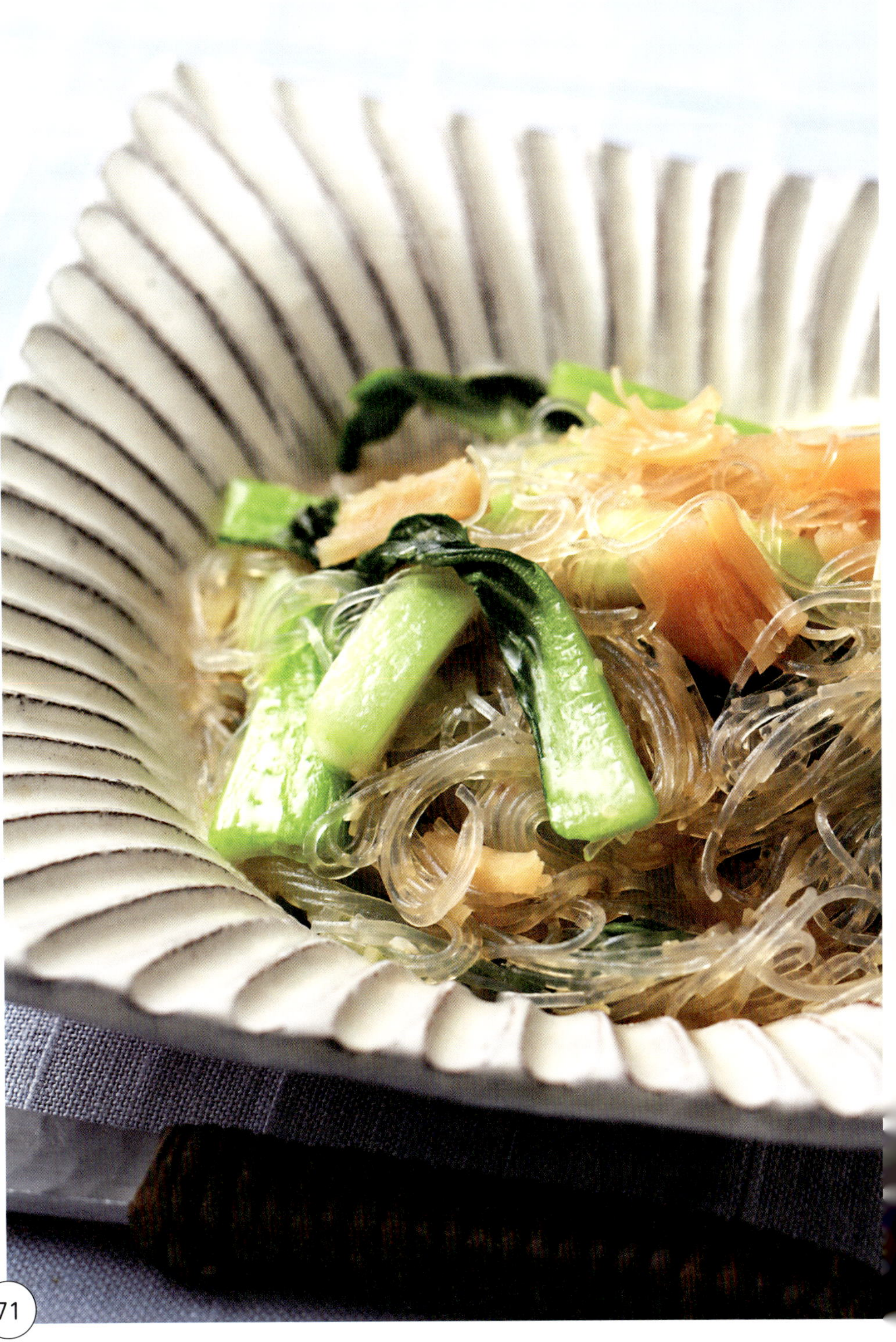

老廃物が原因の肥満の改善に

夏の豚しゃぶサラダ

この食材に注目

レタス

「血」「水」の巡りをよくし、便秘、むくみ、肥満の改善を助けます。

黒きくらげ

「気」「血」の巡りをよくして疲労を回復し、肥満予防に働きます。

材料 ［2～3人分］

豚肉しゃぶしゃぶ用 —— 160g
黒きくらげ —— 5g
レタス —— 1/2個
ぽん酢しょうゆ —— 適量

作り方

1 きくらげは水につけてもどし、かたい部分を切りとり、食べやすく切る。
2 レタスは1枚ずつはがし、大きい葉は2～3つにちぎる。
3 鍋に湯を沸かし、豚肉を1枚ずつさっとくぐらせ、色が変わったらすぐにざるにとる。
4 ゆで汁のアクをとり、きくらげをゆがいてとり出す。続いてレタスをゆがき、とり出す。
5 肉、きくらげ、レタスを皿に盛り、ぽん酢しょうゆをかけながら食べる。

こんな症状・体質にも 肌や髪の乾燥 貧血がち 免疫力低下

豚肉は暑さで失われがちな水分を補い、乾燥を改善します。
黒きくらげは貧血を改善し、免疫力アップに役立ちます。

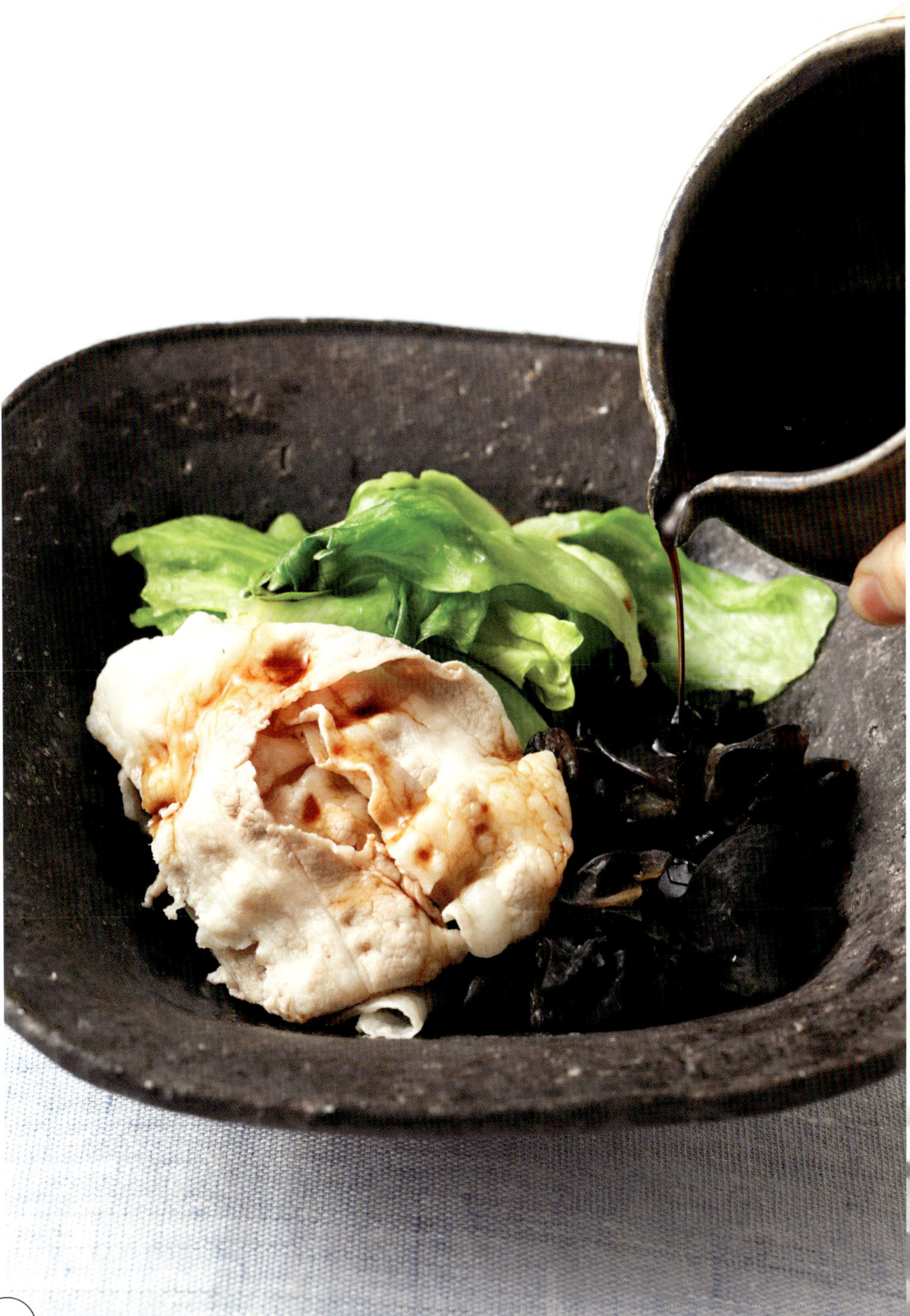

便秘、むくみを改善して体を軽くする

アボカドのきゅうりドレッシング

この食材に注目

アボカド

熱で乾いたタイプの便秘の改善によく、胃腸を整えて疲労回復を助けます。

きゅうり

余分な熱をとり、ほてり、渇きをいやして水分代謝をよくし、むくみの改善を助けます。

材料 ［2～3人分］

アボカド —— 大1個
きゅうり —— 1本
玉ねぎ（すりおろし） —— 小さじ1
香菜 —— 適量
塩 —— 適量

A
- ライム汁 —— 1/2個分
- オリーブ油 —— 小さじ2
- 塩 —— 小さじ1/2
- タバスコ —— 適量

作り方

1. きゅうりは塩をまぶしてまな板の上でごろごろ転がし、しばらくおいてから洗い、すりおろしてざるに入れ、軽く水気をきる。
2. ボウルに**1**を入れて玉ねぎ、**A**を混ぜる。
3. アボカドは種と皮をとって食べやすく切り、ちぎった香菜と**2**に加えてあえる。

こんな症状・体質にも

食欲不振　**喉が渇く**　**便が硬い**

アボカドときゅうりは体を冷やすので、体を温める玉ねぎ、タバスコ、香菜を加えてバランスをとるレシピです。アボカドは胃に働いて食欲増進を助けます。

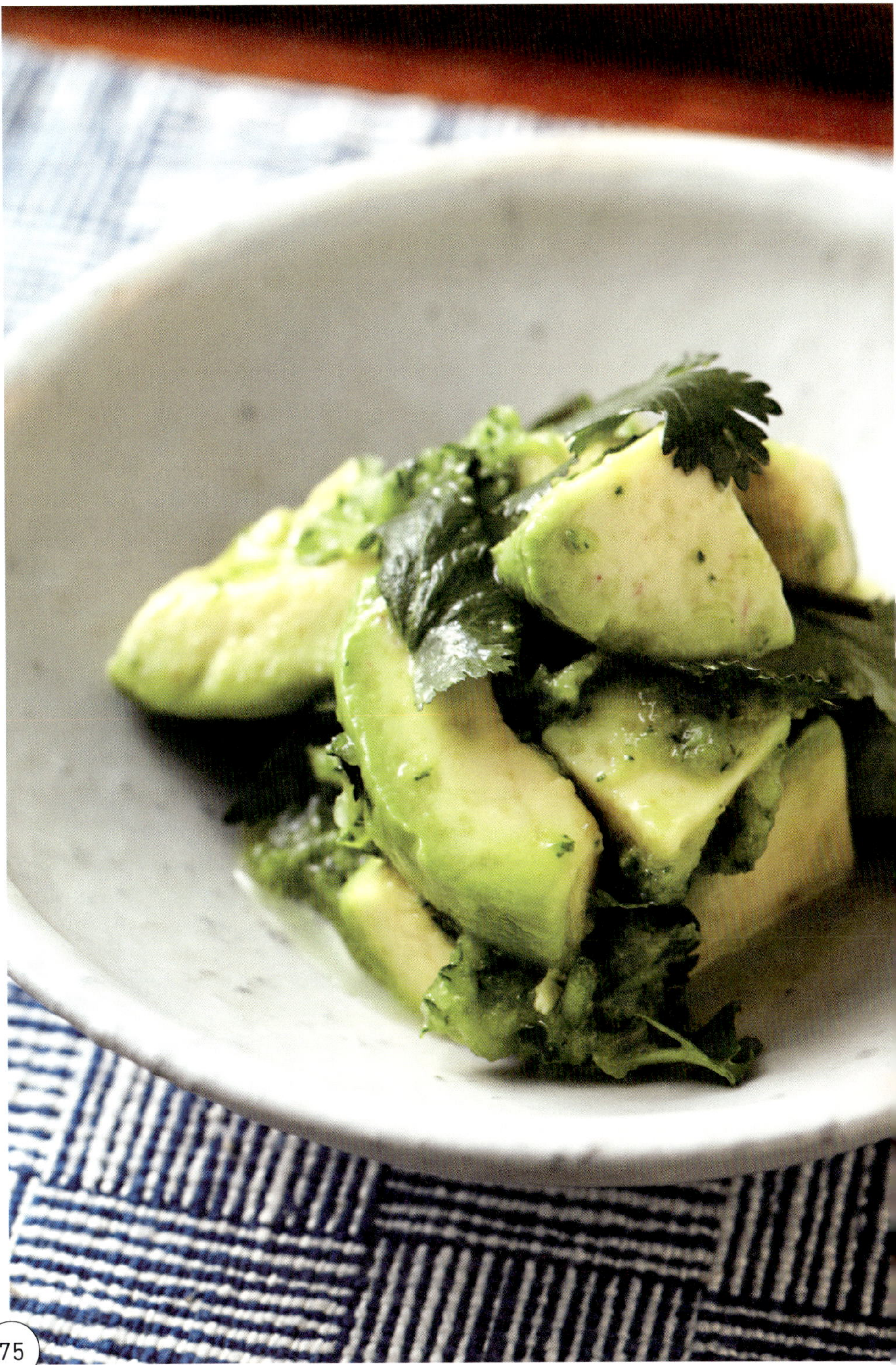

暑い時期のむくみや消化不良を改善し、流れをよくする

冬瓜入りミネストローネ

この食材に注目

冬瓜

体の余分な熱と水分をとってむくみを改善する働きがあります。

長いも

消化機能をよくし、「気」「水」を補い、疲労を回復します。

キャベツ

胃腸の働きをよくし、老化症状を改善します。

材料［3 ～ 4人分］

冬瓜 ―― 1/8個
長いも ―― 100g
玉ねぎ ―― 1個
セロリ ―― 1/2本
キャベツ ―― 2 ～ 3枚
にんにく ―― 1片
E.V.オリーブ油 ―― 大さじ3
塩 ―― 小さじ1

※塩はなるべく自然のものがおすすめ。

作り方

1 冬瓜と長いもは皮をむき、6 ～ 7㎜角に切る。玉ねぎ、セロリ、キャベツも同じ大きさに切る。にんにくは細かいみじん切りにする。

2 鍋にオリーブ油、にんにくを入れて弱火にかけ、軽く色づいたら玉ねぎ、セロリ、冬瓜の順に加えて炒め合わせる。

3 油がなじんだらキャベツ、長いもを加えて炒め合わせ、水500mℓを加えて30分ほど弱火で煮込む。途中で水が減ったら足し、アクをとる。

4 味をみながら塩を加えて調える。

こんな症状・体質にも　二日酔い　老化症状

体を冷やす冬瓜に体を温めるにんにくを加えてバランスをとります。
冬瓜は解毒作用で二日酔いに有効。長いもは筋骨を強くして、老化症状を改善します。

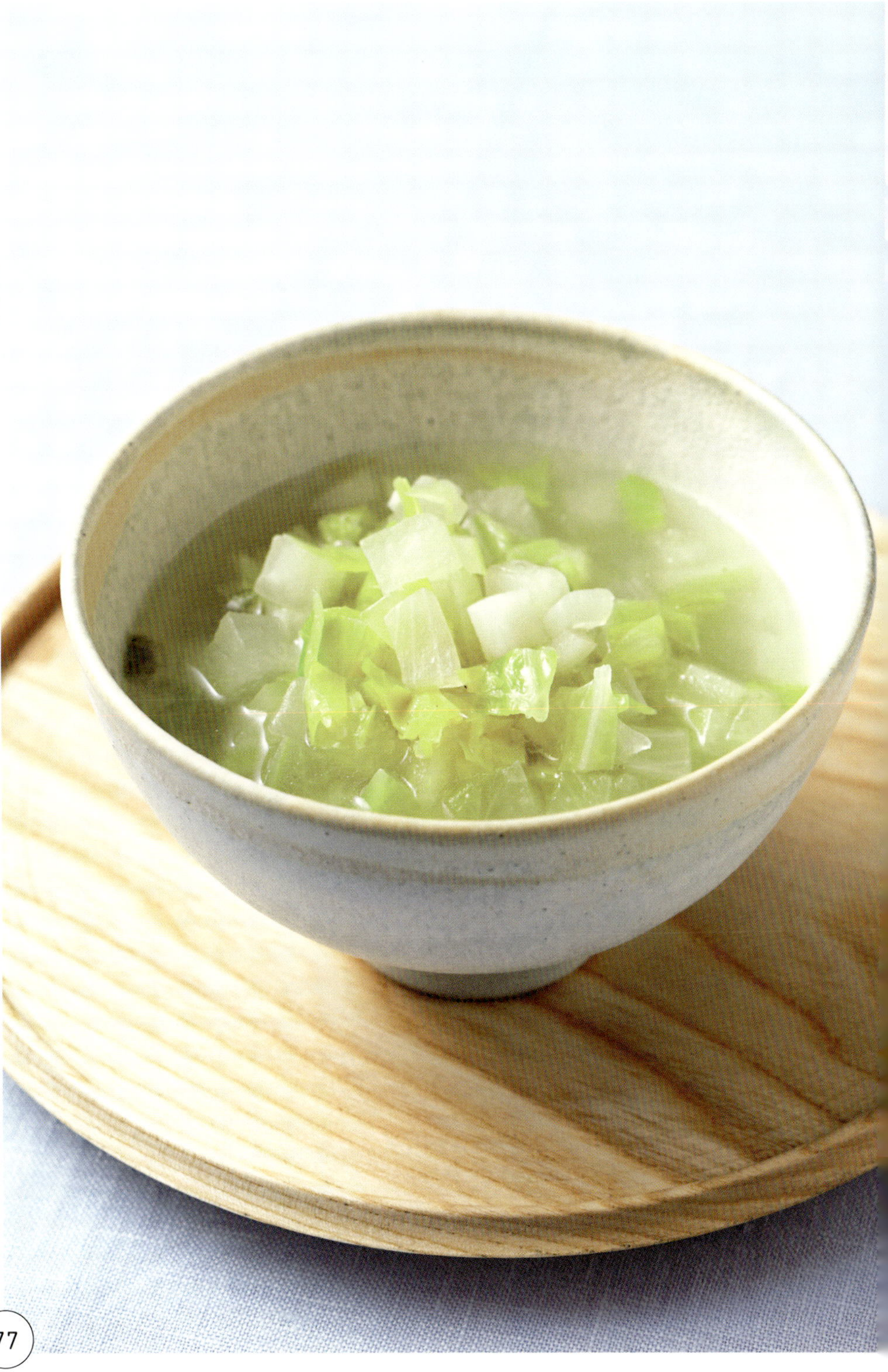

5 足腰の痛み・衰え

ととのうポイント

足腰は、「五臓」の「腎」と深くつながっています。加齢によって元気が出ない、冷えやすくなった……。これらは「腎」が弱ってきた証拠。放っておくと足腰の衰えにつながります。立て直しの基本は「腎」をいたわる食材、体にたまった冷えや湿気をとる食材。これらのパワーを活用するために「気」と「血」を補う食材（P28）もとりましょう。また、適度な運動と入浴もお忘れなく。

タイプ1 下半身が冷えて足腰に違和感がある

体に冷えが入り込むと足腰の筋肉などが引きつり、痛みます。秋冬の冷え、夏のエアコン、冷たい飲食物や薄着が原因です。「腎」をいたわる食材、体を温める食材を食べましょう。温めるとラクになるのでゆっくり入浴し、薄着や素足でいるのはやめましょう。

おすすめ食材

「腎」をいたわる食材

鯛、うなぎ、えび、すずき、豚肉、黒豆、黒ごま、カシューナッツ、栗、くるみ、ひじき、山いも、ブロッコリー、キャベツ、カリフラワー、干ししいたけ、ごぼう、プルーン、レーズン、ブルーベリー、ごぼう

体を温める食材

鶏肉、まぐろ、えび、ねぎ、しょうが、にんにく、こしょう、唐辛子、黒糖、よもぎ、甘酒、ラム肉、鹿肉、シナモン

タイプ 2

腰、ひざ、指先に こわばり、むくみがある

冷えに水分代謝の悪化が加わっているタイプ。下半身の冷えとむくみがひどくなり、放っておくと腰やひざ、指などが曲がりにくくなる心配があります。血行をよくする食材、むくみを改善する食材、体を温める食材を食べましょう。

おすすめ食材

血行をよくする食材

黒豆、パセリ、クランベリー、ブルーベリー、プルーン、さんざし、桃、チンゲン菜、なす、玉ねぎ、クレソン、菜の花、にら、青魚、鮭、サフラン、ターメリック、黒糖

むくみを改善する食材

はとむぎ、小豆、黒豆、レンズマメ、アスパラガス、きゅうり、じゅんさい、せり、冬瓜、とうもろこし、なす、白菜、水菜、レタス、すいか、メロン、あさり、あゆ、鯉、鯛、海藻類、牛タン、鴨肉

体を温める食材

鶏肉、まぐろ、えび、ねぎ、しょうが、にんにく、こしょう、唐辛子、黒糖、よもぎ、甘酒、ラム肉、鹿肉、シナモン

タイプ 3

足がつりやすく、眠りが浅い

夜中や明け方に足の筋肉が引きつりやすく、しびれも感じる、肌にツヤがなく、眠りが浅いなどの症状が気になる。このタイプは「血」が不足しています。「血」を補う食材と、それを消化吸収しやすいように「脾」を温める食材を一緒に食べましょう。

おすすめ食材

「血」を補う食材

ほうれん草、あしたば、きくらげ、にんじん、なつめ、ぶどう、ライチ、松の実、赤貝、あわび、いか、かつお、牡蠣、レバー、卵

「脾」を温める食材

もち米、かぼちゃ、かぶ、ねぎ、あじ、いわし、鮭、鶏肉、ラム肉、ししとうがらし、にんにく、みょうが、わさび、黒糖、こしょう、ナツメグ、唐辛子、酒粕、山椒、しょうが、ぶり

冷えで悪化する足腰の老化を予防

冬のドライカレー

この食材に注目

牛肉

「気」「血」を補い、足腰の衰え、体力低下の改善に役立ちます。

くるみ

足腰の衰え、腰痛、健忘、白髪などの老化症状を改善します。

プルーン

血行をよくし、老化予防や便秘改善に役立ちます。

材料［2～3人分］

牛ひき肉 —— 150g
玉ねぎ —— 1/2個
しょうが —— 1片
にんにく —— 1片
にんじん —— 1/4本
マッシュルーム —— 10個
プルーン —— 1個
くるみ —— 適量
松の実 —— 適量
サラダ油 —— 適量

A
- 塩 —— 小さじ1
- カレー粉 —— 大さじ1強

トマトジュース —— 1/2カップ
しょうゆ —— 小さじ1
ウスターソース —— 小さじ1

B
- シナモン —— 少々
- クローブ —— 少々
- ナツメグ —— 少々

ごはん —— 2～3人分
ゆで卵 —— 1～2個

作り方

1 玉ねぎ、しょうが、にんにく、にんじん、マッシュルームはみじん切りにする。プルーン、くるみ、松の実は粗みじん切りにし、くるみと松の実は合わせて大さじ3ほど用意する。

2 玉ねぎ、しょうが、にんにくはサラダ油を熱したフライパンで炒め、ひき肉を加えてパラパラになるまで炒め合わせる。にんじん、マッシュルームを加えて炒め、**A**を振り入れる。

3 トマトジュースを加えて弱火にし、水分がとぶまでへらで混ぜながら煮る。

4 しょうゆ、ウスターソース、プルーン、くるみ、松の実を加え、水分がとぶまで混ぜながら炒め、最後に**B**を加える。

5 ごはんを盛ってカレーをのせ、ゆで卵を添える。

こんな症状・体質にも

元気が出ない　冷えやすい　肌や髪の乾燥　便秘

牛肉は疲労回復と体力低下を改善して元気をつけます。
スパイスは体を温めます。くるみは肌と腸を潤し、乾燥と便秘を改善します。

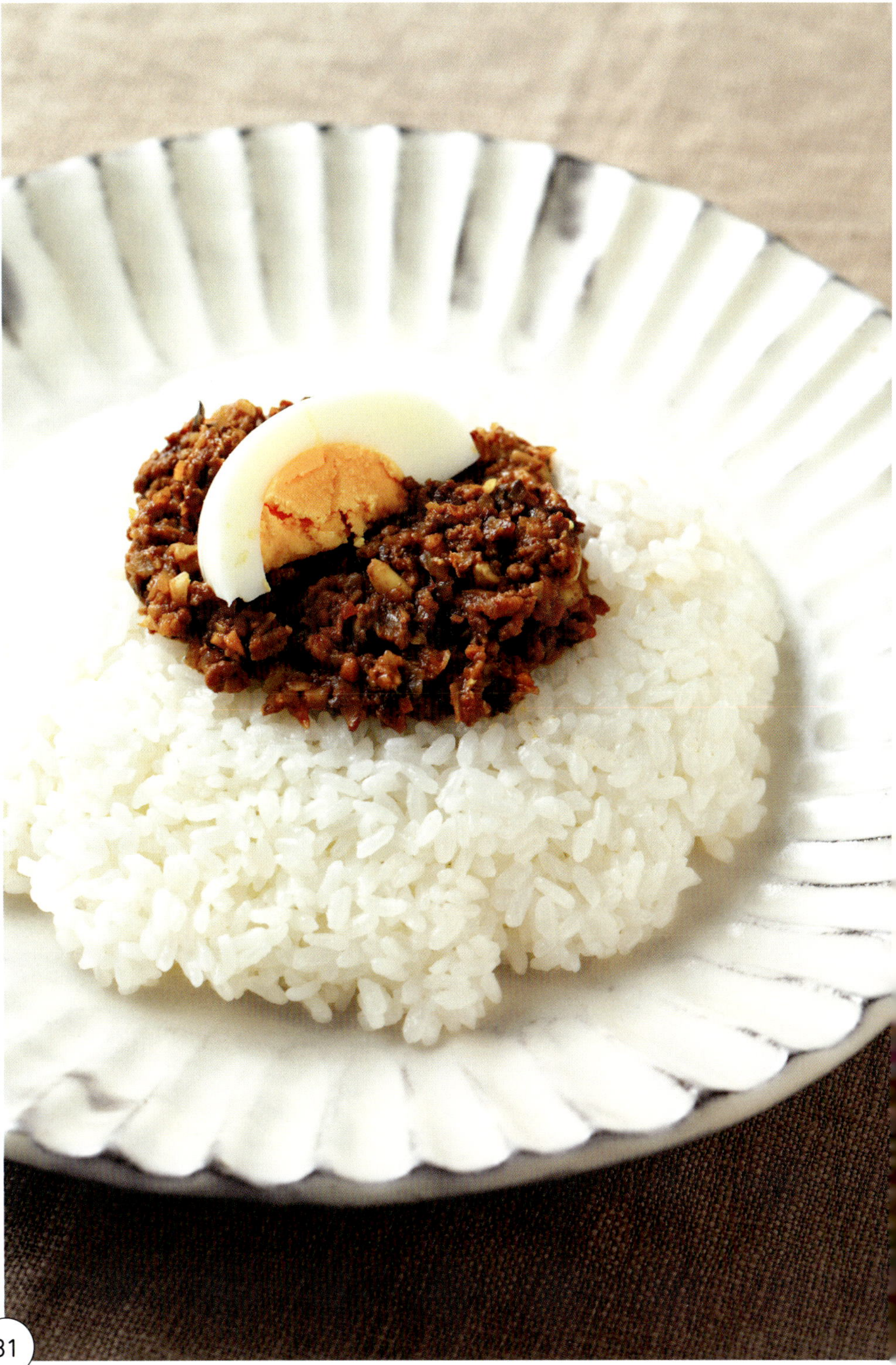

足腰の冷えをとり、たまった疲れをいやす

ラム肉と大根の甜麺醤炒め

この食材に注目

ラム肉

体を温める力が強く、とくに胃腸を温めます。足腰の痛みや疲労の改善も助けます。

大根

「気」の巡りをよくして胃もたれや消化不良を改善します。体の余分な熱をとるので温めるラム肉と組み合わせるとバランスがよくなります。

材料 [2～3人分]

ラム肉 —— 120g
大根 —— 200g
赤唐辛子 —— 1本
A
- 甜麺醤(テンメンジャン) —— 大さじ1
- 酒 —— 大さじ1
- 塩 —— 小さじ1/4

塩 —— 適量
こしょう —— 適量
ごま油 —— 適量

作り方

1 ラム肉は2cm角くらいに切り、大根も同じように切る。それぞれ塩、こしょうをしておく。
2 **A**は混ぜておく。
3 フライパンにごま油を熱して赤唐辛子、大根を入れ、じっくり炒め焼きにする。全体に焼き色がつき、竹串がスッと通るほどやわらかくなったら、ラム肉を加えて炒め合わせる。
4 ラム肉に火が通ったら**A**を加え、手早くからめる。器に盛り、あれば香菜を飾る。

こんな症状・体質にも 足腰・お腹が冷える 風邪・咳

ラム肉の強い温め力に、赤唐辛子を加え、温める働きが増します。
大根は「肺」の熱をとって潤し、風邪や咳を改善します。

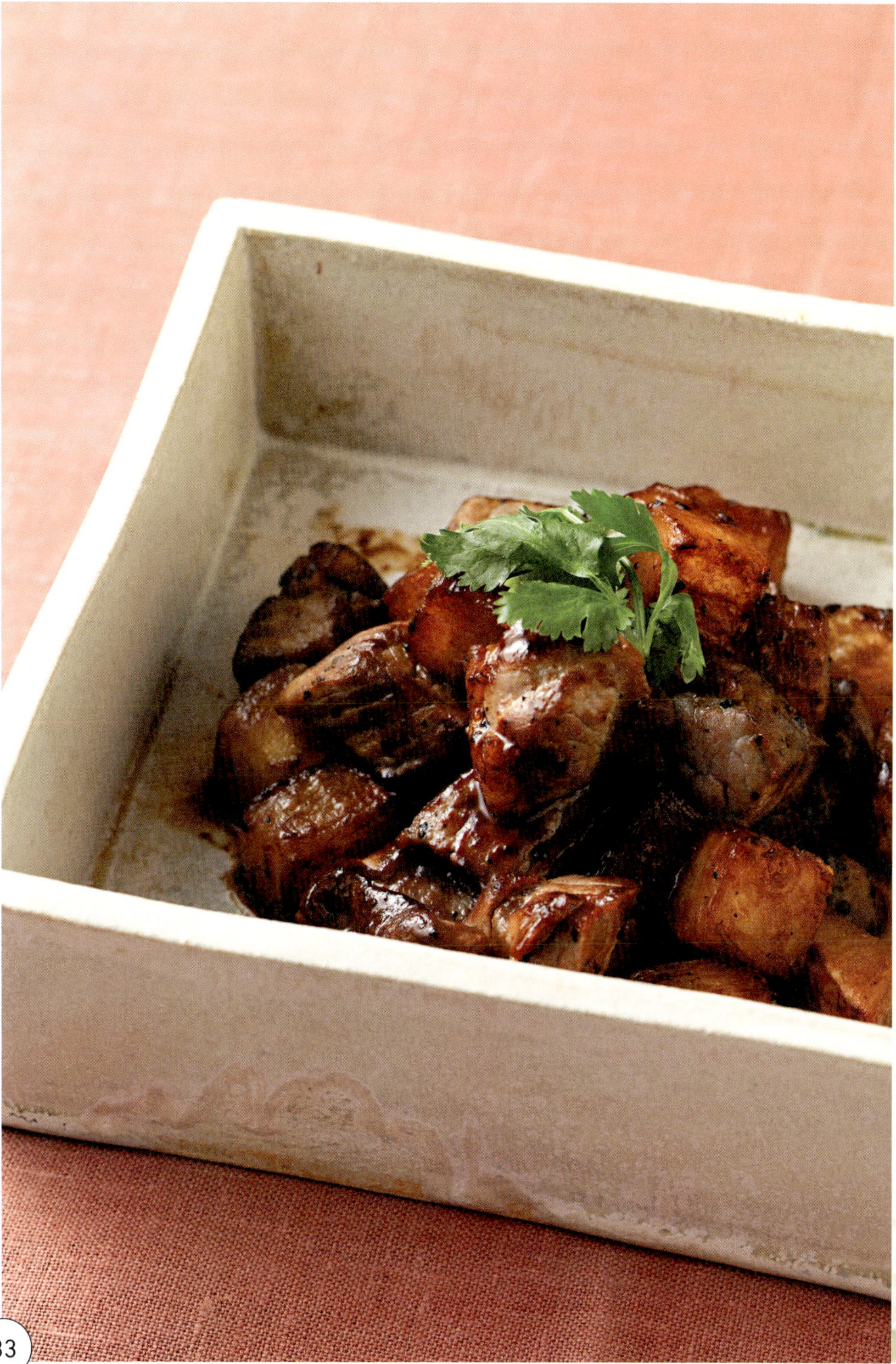

体を温めて潤し、足腰の老化を予防

エリンギのマリネ

この食材に注目

エリンギ

体を潤す力が強く、咳やほてりを鎮める働きがあります。「腎」に働きかけるので足腰のだるさなどの老化症状の改善に役立ちます。

赤唐辛子

体を温める力が強く、食欲増進にも役立ちます。

材料［2～3人分］

エリンギ —— 2～3本
にんにく —— 1片
赤唐辛子 —— 1本
塩 —— 小さじ1弱
ワインビネガー —— 小さじ2
オリーブ油 —— 適量
薄力粉 —— 適量

※ワインビネガーはレモン汁にかえてもよい。

作り方

1 エリンギは食べやすい長さに手で裂く。
2 にんにくと赤唐辛子はみじん切りにし、小鍋にオリーブ油1/4カップと入れて火にかける。油が温まって香りが立ったら火を止め、あら熱をとる。塩、ワインビネガーを混ぜる。
3 エリンギに薄力粉をまぶし、オリーブ油適量を熱したフライパンで揚げ焼きにし、油をきって保存容器に入れる。熱いうちに2を注ぎ入れ、よくあえて冷まし、味をなじませる。

※蓋がきっちり閉まる容器なら、蓋をして振ると全体に味がからまりやすい。

こんな症状・体質にも　消化不良　血行不良

にんにくは胃を温めるので冷えによる消化不良を改善します。
また、血行不良を改善して関節痛や腰痛にも有効。

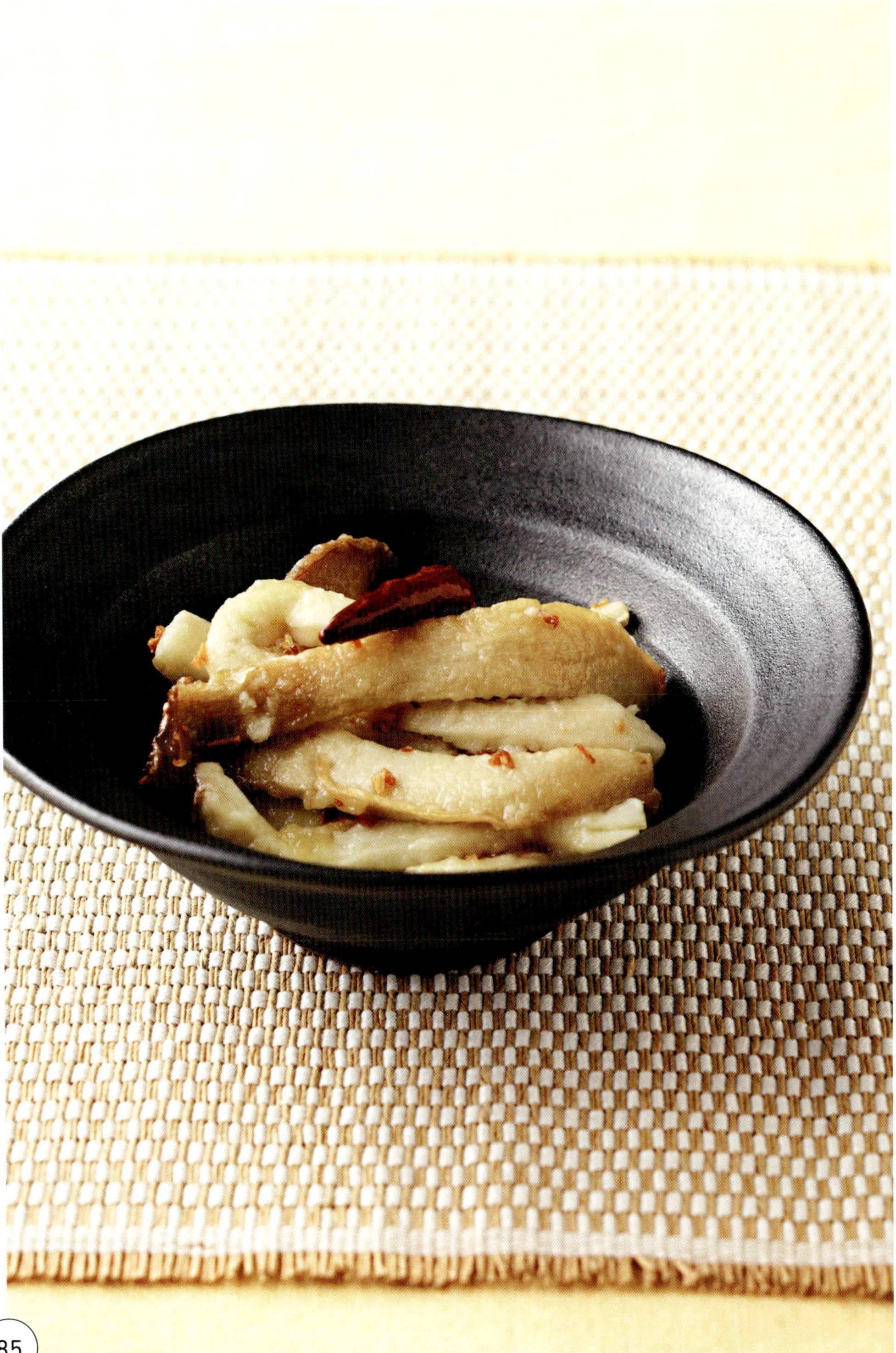

エネルギーを補って足腰を丈夫にキープ

ごぼうと牛肉の辛みそうどん

この食材に注目

牛肉

「気」「血」を補い、足腰の衰え、体力低下の改善に役立ちます。

ごぼう

余分な熱を冷まし、解毒を助ける働きがあります。便秘や高血圧にも効果があります。

材料 [2～3人分]

ゆでうどん —— 2玉
牛薄切り肉 —— 150g
ごぼう —— 1/2本
三つ葉 —— 適量
ごま油 —— 大さじ1/2
麺つゆ —— 3カップ
辛みそ —— 小さじ1

※麺つゆはストレートタイプ。
※辛みそはコチュジャンなどを。

作り方

1 牛肉は食べやすく切り、ごぼうはささがきにしてさっと洗い、水気をきる。三つ葉はざく切りにする。
2 鍋にごま油を熱して牛肉を炒め、色が変わったらごぼうを加え、炒め合わせる。
3 麺つゆを加えて煮立て、アクをとって辛みそを溶き混ぜる。
4 ゆでうどんは熱湯にくぐらせて水気をきり、器に入れて熱い3をかけ、三つ葉をのせる。

こんな症状・体質にも

冷えやすい **食欲不振**

辛みその唐辛子は体を温める力が強く、牛肉も体を温めます。
唐辛子と牛肉は胃の働きを正常にするので、食欲不振などの改善にも有効。

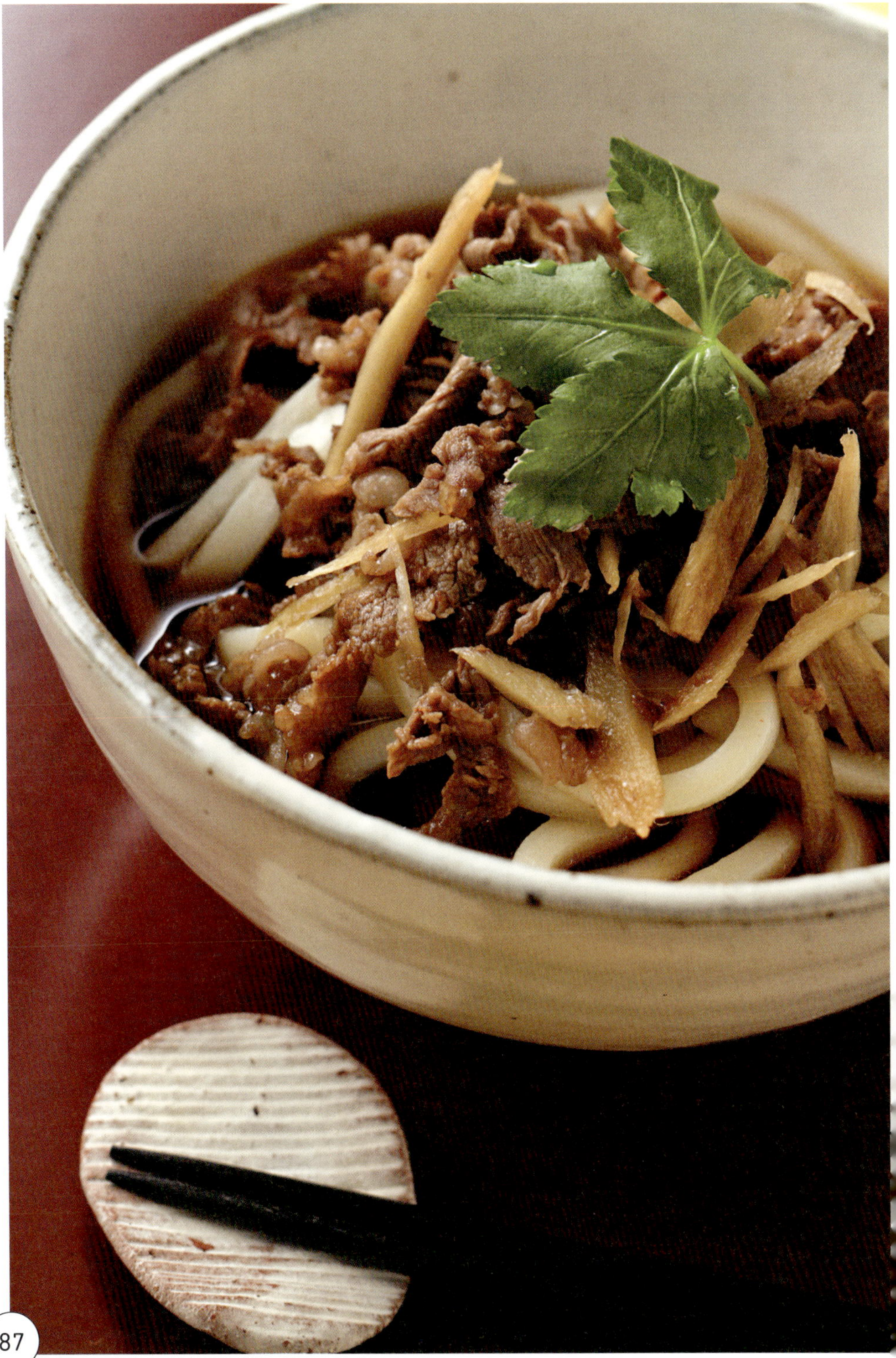

消化をよくして栄養を補い、筋肉と骨を丈夫に

うなぎと冬野菜の蒸しもの

この食材に注目

うなぎ

「気」「血」を補って「腎」に働き、筋肉と骨を丈夫に保ちます。体力低下や目の不調の改善にも有効。

里いも

消化をよくして便秘や下痢の改善に役立ちます。食欲のないときにおすすめ。

材料 ［2～3人分］

うなぎ（かば焼き）—— 1串
かぶ —— 1～2個
れんこん —— 1/3本
里いも —— 1～2個
だし —— 1カップ
うなぎのたれ —— 小さじ2
くず粉 —— 小さじ2～3

※うなぎのたれはしょうゆとみりん各小さじ1にかえてもよい。

作り方

1 うなぎは食べやすく切る。かぶ、れんこん、里いもは皮をむき、食べやすく切る。
2 蒸し器に野菜を重ならないように並べ、やわらかくなるまで中火で蒸す。最後にうなぎも入れて温める。
3 小鍋にだしを入れ、うなぎのたれを加えて煮立て、倍量の水で溶いたくず粉を少しずつ加えて混ぜ、とろみがつくまで煮る。
4 野菜とうなぎを器に盛り、3のあんを適量かける。

こんな症状・体質にも 消化不良 便秘 疲労

かぶはお腹を温め、消化不良や便秘などの胃腸の不調を改善。
れんこんは「五臓」を補って疲労回復を助けます。

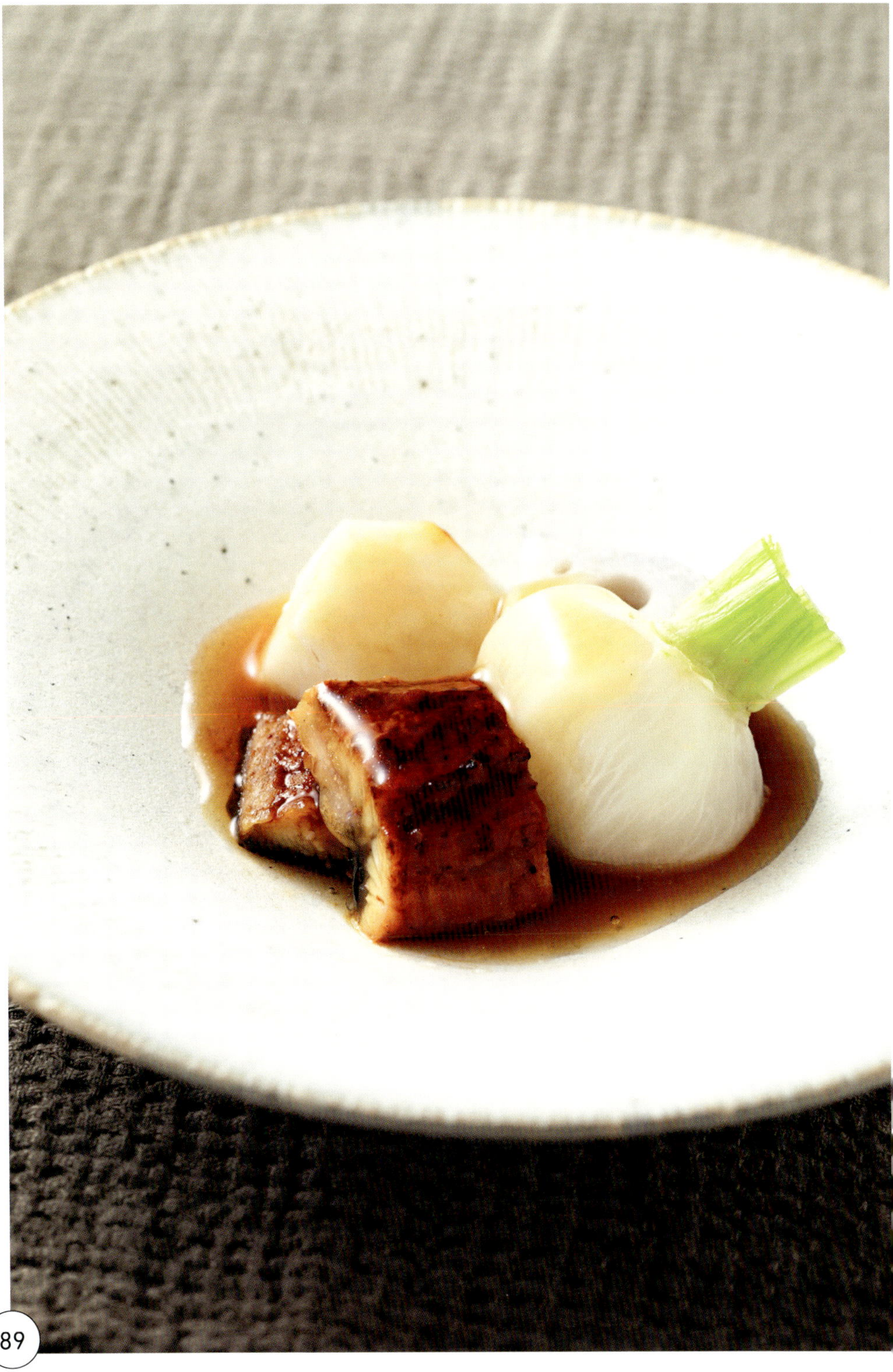

6 うつ・無気力が心配

ととのうポイント

ストレスによる不眠、多夢、不安感、息苦しさ、動悸や、倦怠感を感じて元気が出ない……。うつが心配です。原因はストレス過多に加え、不規則な生活、不摂生、過労、心配性などです。年齢を重ねて症状が改善しにくくなる前に、タイプ別の立て直しをしましょう。「五臓」の「心」「腎」「肝」によい食材を知り、早寝早起きや軽い運動などを心がけ、巡りをよくしましょう。

タイプ 1 寝てもすぐ起きてしまう。動悸も感じる

寝入っても目が覚めやすい、夢が多い、動悸、胸苦しさ、興奮しやすいなどの症状があるタイプ。思い悩んだり考え込んで「心」が刺激を受けて熱を帯びています。「心」をいたわり、「心」の熱を冷ます食材、「血」を補う食材を食べましょう。

おすすめ食材

「心」をいたわる食材

百合根、ハスの実、アーモンド、ココナッツ、チンゲン菜、あさり、いわし、牡蠣、ひじき、緑茶、ジャスミン茶、りゅうがん、小麦

「心」の熱を冷ます食材

緑豆、アロエ、もやし、緑茶、ゴーヤ、コーヒー、ふき、つるむらさき、ココナッツ、すいか、なまこ、ハスの実

「血」を補う食材

ほうれん草、あしたば、きくらげ、にんじん、なつめ、ぶどう、ライチ、松の実、赤貝、あわび、いか、かつお、牡蠣、レバー、卵

タイプ2 焦燥感やほてりがあり、寝つきが悪い

不摂生や過労が原因で「五臓」の「腎」の潤いが不足し「心」が熱を帯びているタイプ。焦燥感があり、寝返りが多く、手足のほてり、口や喉の渇きがあります。「腎」を潤す食材、「心」の熱を冷ます食材を食べましょう。

おすすめ食材

「腎」を潤す食材

山いも、黒豆、豚肉、鴨肉、いか、牡蠣、かに、はまぐり、ほたて、ぶり、卵、エリンギ、白きくらげ

「心」の熱を冷ます食材

緑豆、アロエ、もやし、緑茶、ゴーヤ、コーヒー、ふき、つるむらさき、ココナッツ、すいか、なまこ、ハスの実

タイプ3 疲れやすく、うつっぽい。やる気が出ない

思い悩みが消えず、過労も重なり、うつっぽくなっているタイプ。倦怠感、不眠、夢が多い、軟便などの症状を伴うこともあり、元気が出ません。胃腸も弱っているせいで「血」も不足しています。これらを改善する食材を食べましょう。

おすすめ食材

「脾」をいたわる食材

納豆、玄米、はとむぎ、じゃがいも、山芋、大豆、ブロッコリー、アスパラガス、にんじん、枝豆、かぼちゃ、ココナッツ、りんご、鯛、さわら、ひらめ、鴨肉、鶏肉、オートミール、かぶ、カリフラワー、豆腐、まいたけ

「血」を補う食材

ほうれん草、あしたば、きくらげ、にんじん、なつめ、ぶどう、ライチ、松の実、赤貝、あわび、いか、かつお、牡蠣、レバー、卵

ストレス&高血圧の改善によい食材を組み合わせて

かじきまぐろとトマトの黒酢あえ

この食材に注目

かじきまぐろ

「気」の巡りをよくすると同時に「肝」に働きかけ、いらいらをやわらげます。げっぷやため息の改善にも有効。

トマト

水分を補充し、「脾」と「肝」を整える働きがあります。

材料［2～3人分］

かじきまぐろ —— 2切れ（約150g）
トマト —— 中1個
玉ねぎ —— 中1/4個
A［黒酢 —— 大さじ1
　 塩 —— 小さじ1/4
塩 —— 少々
薄力粉 —— 適量
サラダ油 —— 大さじ2

作り方

1 玉ねぎはすりおろし、Aを混ぜてドレッシングを作る。
2 トマトは皮を湯むきし、くし形に切り、ボウルに入れる。
3 かじきまぐろは1cm角5cm長さの棒状に切り、塩を振って薄力粉をまぶす。
4 フライパンにサラダ油を熱してかじきまぐろを入れ、表面がカリッとなるまで揚げ焼きにし、油をきってトマトのボウルに入れ、1のドレッシングを加えてあえる。

こんな症状・体質にも　頭に血がのぼりやすい　高血圧

玉ねぎは「気」「血」の巡りを助けます。
黒酢は「血」の巡りをよくし、老廃物を排出して高血圧を改善。

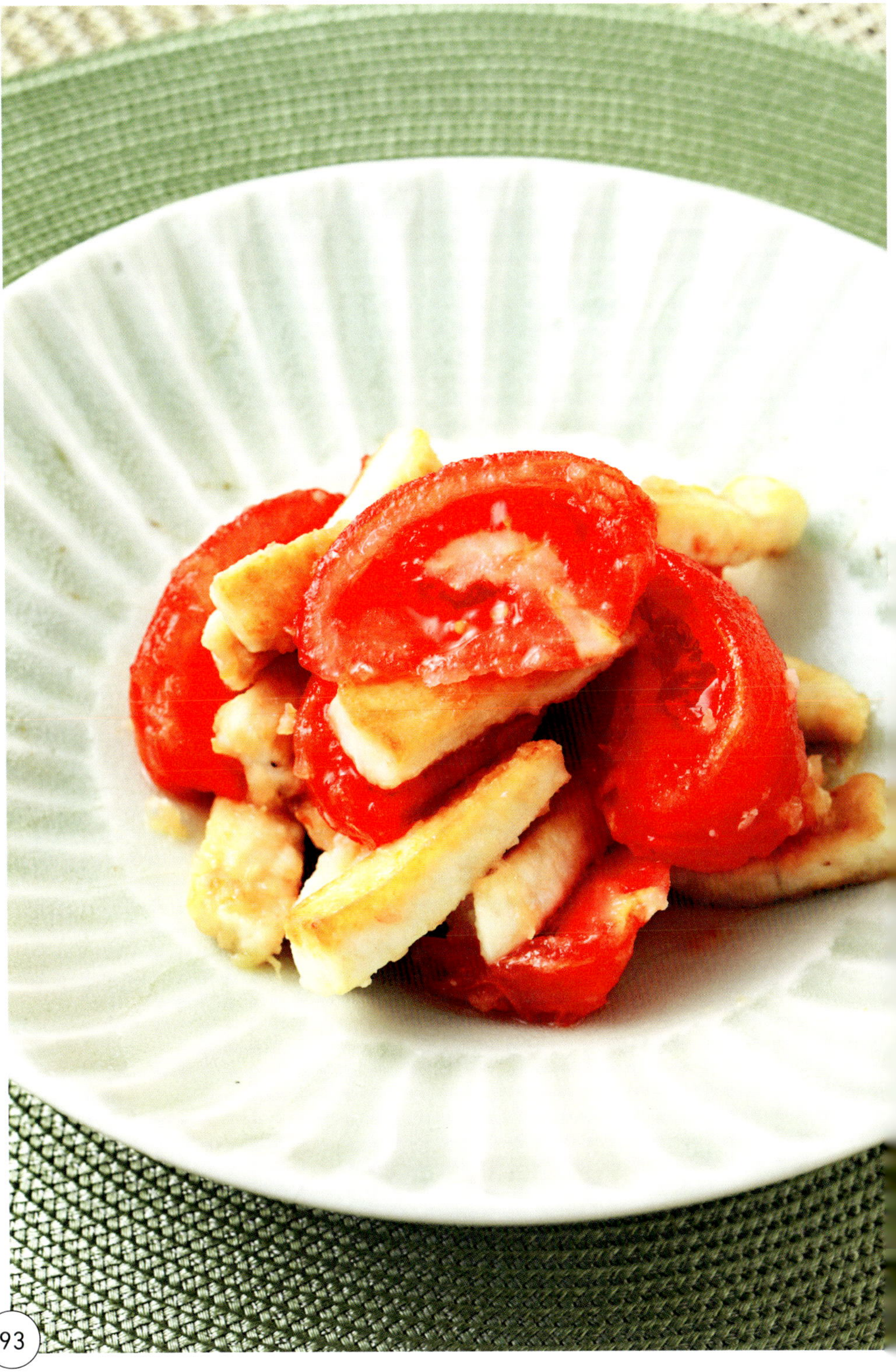

クレソンの独特の香りがいらいら・不安を鎮める

クレソンと牛肉のサラダ

この食材に注目

クレソン

香りが「気」の巡りをよくし、体の余分な熱と水をとります。

牛肉

「気」「血」を補い、足腰の衰え、体力低下の改善に役立ちます。

材料 ［2～3人分］

クレソン —— 1束（約50g）
牛薄切り肉 —— 100g
玉ねぎ —— 中1/8個
A レモン汁 —— 大さじ1
A しょうゆ —— 大さじ1
A 塩 —— 小さじ1/2

作り方

1 クレソンは水に放ってシャキッとさせ、水気をきって3cm長さのざく切りにする。

2 牛肉は大きければ食べやすく切り、沸騰した湯でさっとゆでて水気をきる。

3 ボウルに玉ねぎをすりおろして入れ、**A**を加えて混ぜる。クレソン、牛肉を入れてあえる。

こんな症状・体質にも 肌や髪の乾燥　ドライアイ

玉ねぎは「気」「血」を巡らせてクレソンの働きを助けます。
レモンは肌、髪、目に潤いを与えます。

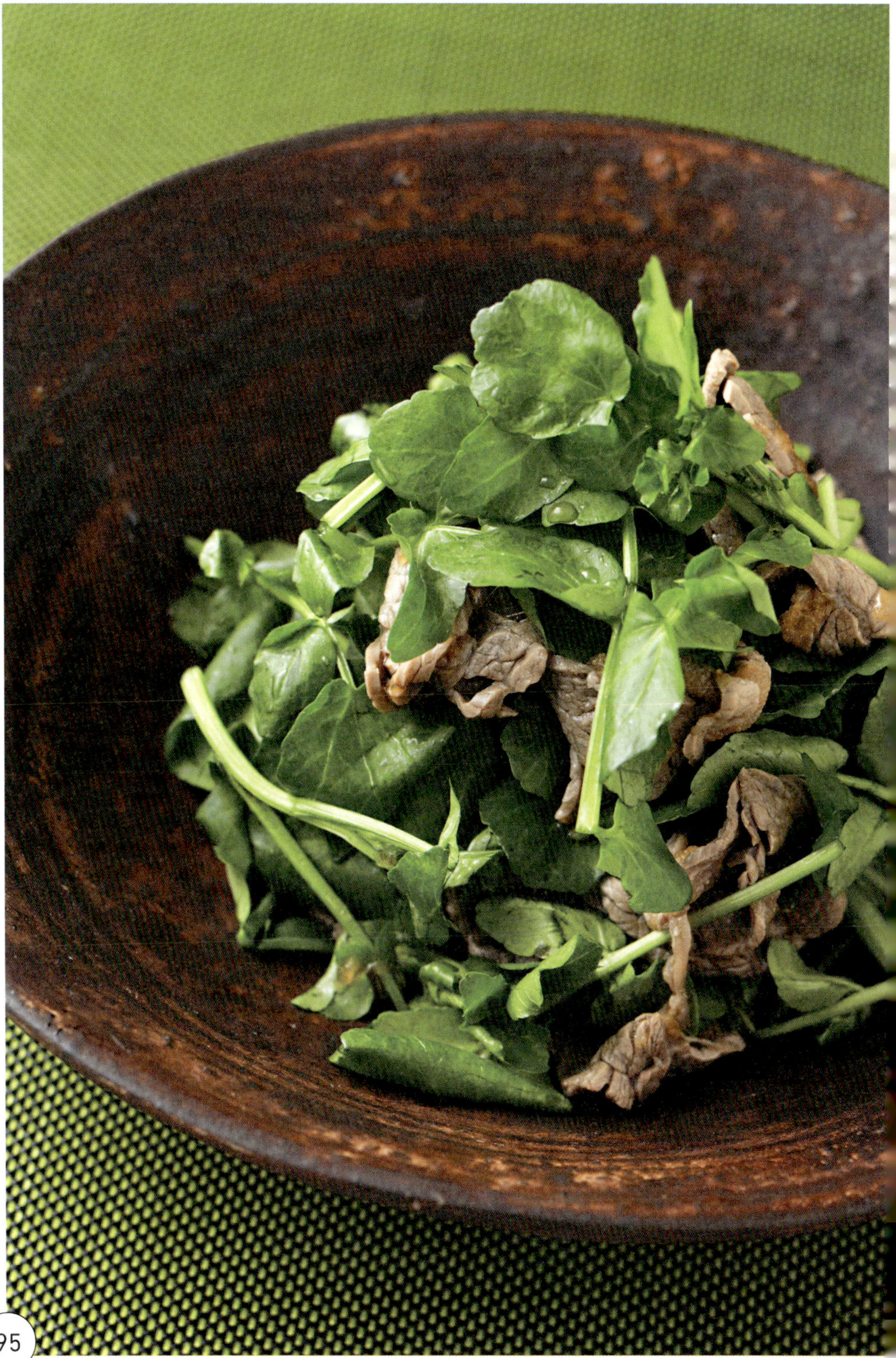

疲労をいやしながら精神を安定させる

百合根と豚肉入りれんこん蒸し

この食材に注目

百合根

「心」を整えて精神不安や動悸、不眠を改善。「肺」を潤して咳を鎮めます。

れんこん

加熱して食べると胃腸を整え、消化をよくして疲労を回復します。

材料［2～3人分］

れんこん —— 中1節

百合根 —— 1個

豚薄切り肉 —— 60g

A しょうゆ —— 小さじ2

A 砂糖 —— 小さじ2

麺つゆ —— 1/2カップ

片栗粉 —— 小さじ1～2

※麺つゆはストレートタイプ。

作り方

1. れんこんはすりおろして軽く水気をきり、約1カップ用意する。百合根はばらしてさっとゆでる。
2. 豚肉は5㎜幅に切って樹脂加工のフライパンに入れ、**A**と水大さじ1を加えて火にかけ、汁気がなくなるまで炒める。
3. **2**をボウルに移し、れんこん、百合根を混ぜ、蒸し器に入れられる器に分け入れ、蒸気の上がった蒸し器で20分ほど蒸す。れんこんが透き通ってくればよい。
4. 麺つゆを小鍋に入れて煮立て、片栗粉を倍量の水で溶いて混ぜながら加え、やや強めのとろみをつけて**3**にかける。

こんな症状・体質にも　元気が出ない　乾燥を感じる　空咳

豚肉は「気」を補って元気をつけ、全身を潤す力で乾燥と空咳を改善します。

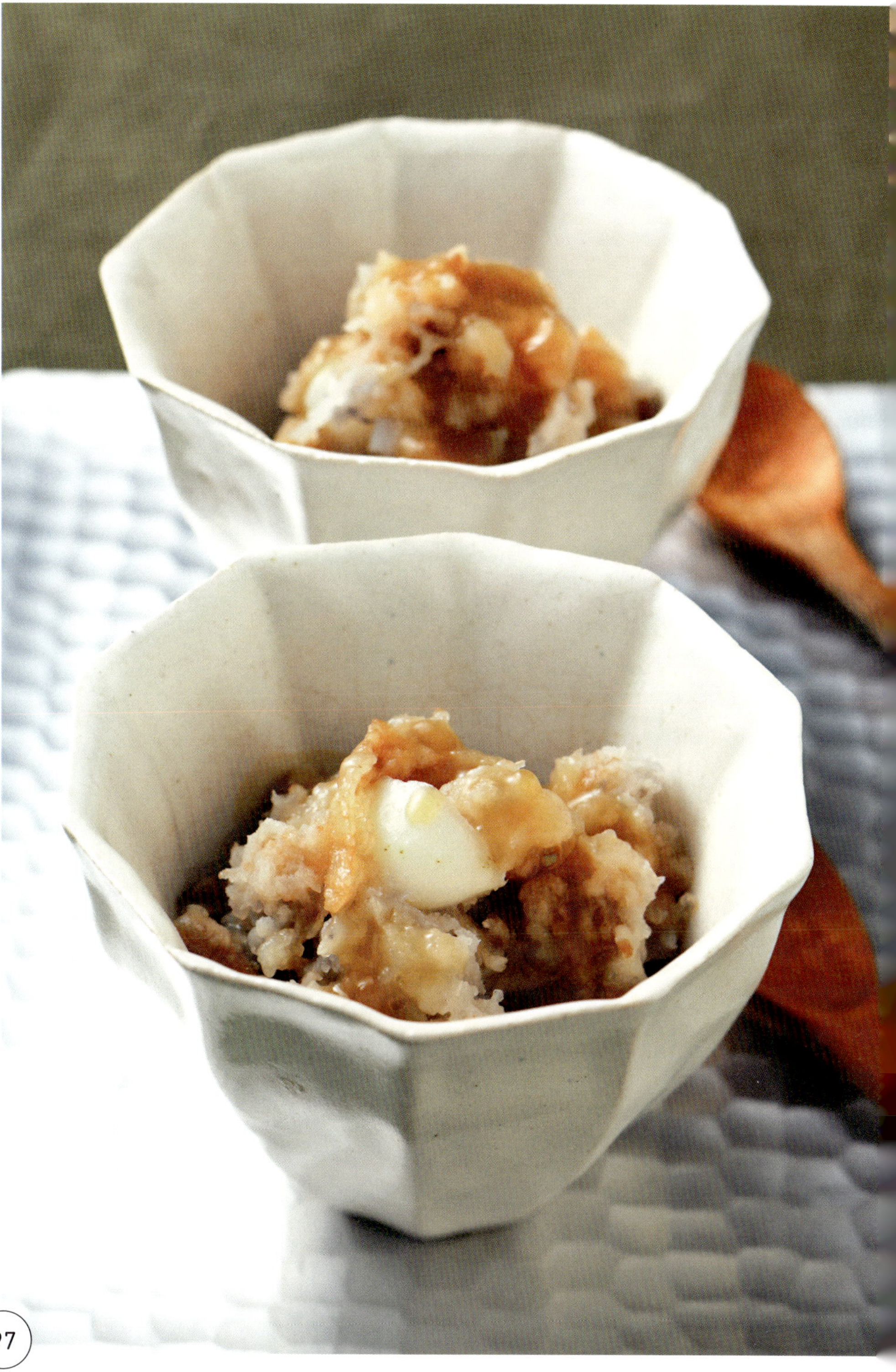

きんかんは落ち込んだ気分をやわらげる効果が抜群

きんかん入りかぶの甘酢漬け

この食材に注目

きんかん

食欲を高め、「気」を巡らせて気分をよくする働きがあり、いらいら、不眠を改善します。

かぶ

体を温める性質があり、とくにお腹を温め、胃のつかえ、膨満感などを改善します。

材料［2～3人分］

かぶ —— 2個
きんかん —— 3個
しょうが —— 1片
塩 —— 少々

A
- りんご酢 —— 大さじ2
- はちみつ —— 小さじ1～2
- 塩 —— 小さじ1/4

作り方

1. かぶは繊維に直角に薄切りにし（スライサーで切るとよい）、塩をまぶしておく。
2. きんかんはへたをとり、薄い輪切りにしながら種をとり除く。しょうがはなるべく細いせん切りにし、水にさっとさらし、水気をきる。
3. かぶがしんなりしたら、さっと水洗いして水気をしぼる。
4. ボウルに**A**を混ぜ合わせ（はちみつの量は味をみて加減する）、かぶ、きんかん、しょうがを入れて混ぜ、冷蔵庫で30分以上なじませる。

こんな症状・体質にも 冷えやすい ｜ 風邪 ｜ 便秘 ｜ 疲労

しょうがは体を温め、風邪の初期症状を緩和します。
はちみつは便秘と疲労の改善に有効。

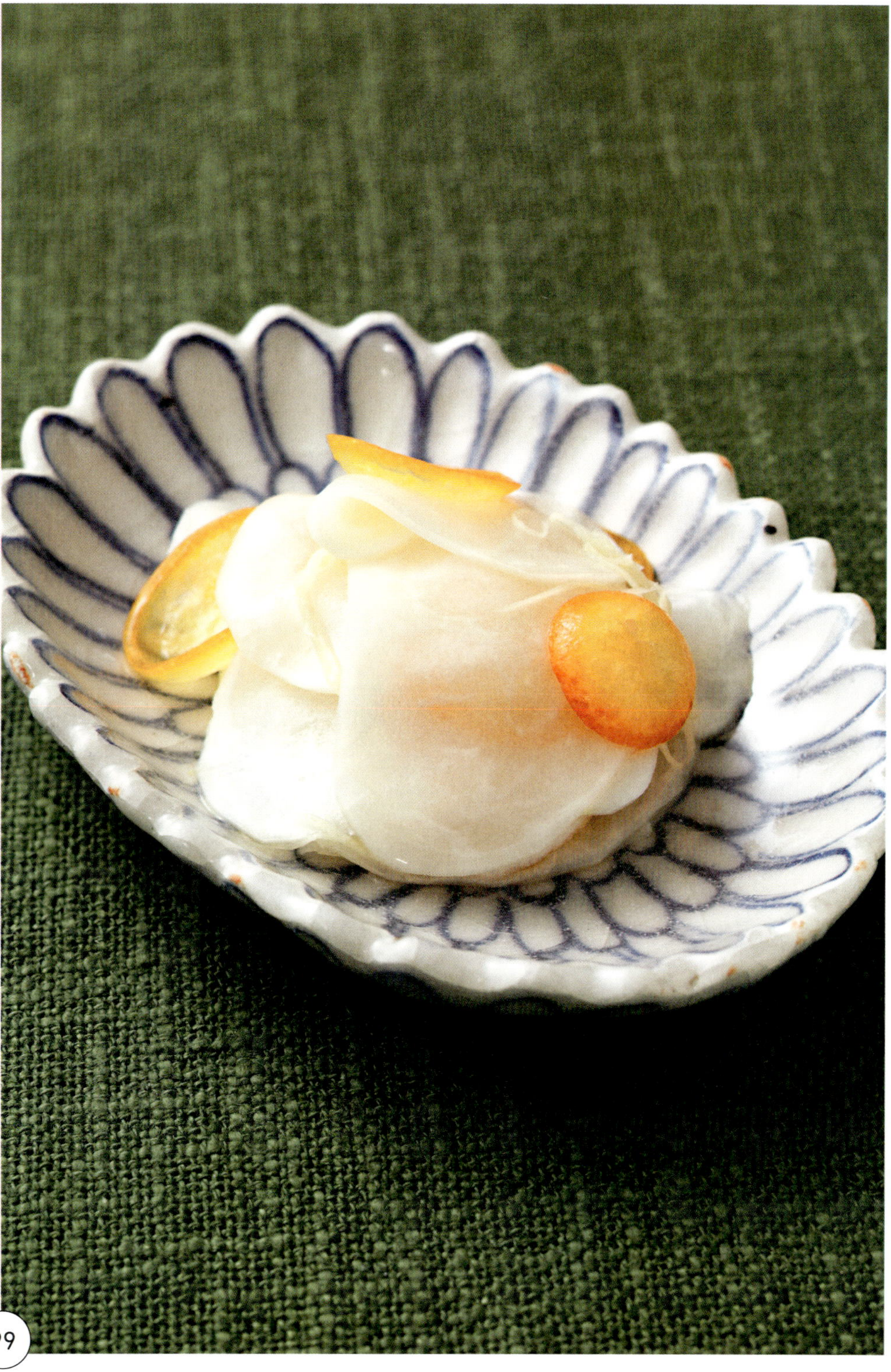

精神を安定させる抹茶と元気をつける鶏肉のコンビ

鶏肉の抹茶揚げ

この食材に注目

鶏肉

体を温めて胃の不調を改善する働きがあります。体力が低下したときの栄養補給に適しています。

抹茶

体の余分な熱をとり、精神不安を鎮めて気分をすっきりさせます。

材料［2～3人分］

鶏むね肉 —— 150g

A
- 薄力粉 —— 1/2カップ
- ベーキングパウダー —— 小さじ1/4
- 抹茶 —— 小さじ1/2
- 卵白 —— 1個分

塩 —— 適量

揚げ油 —— 適量

抹茶 —— 適量

作り方

1. 鶏肉はひと口大のそぎ切りにし、軽く塩を振る。
2. 衣を作る。**A**をボウルに入れて泡立て器でまんべんなく混ぜ、水1/4～1/3カップを少しずつ加えながら混ぜる。
3. 鶏肉に1切れずつ衣をからめ、中温に熱した揚げ油に入れ、手早く揚げて油をきる。
4. 器に盛りつけ、塩に抹茶を混ぜて添える。

こんな症状・体質にも　目の充血　口臭・口の乾き

抹茶は余分な熱による目の充血を改善します。
また、口臭や口の乾きの改善にも有効です。

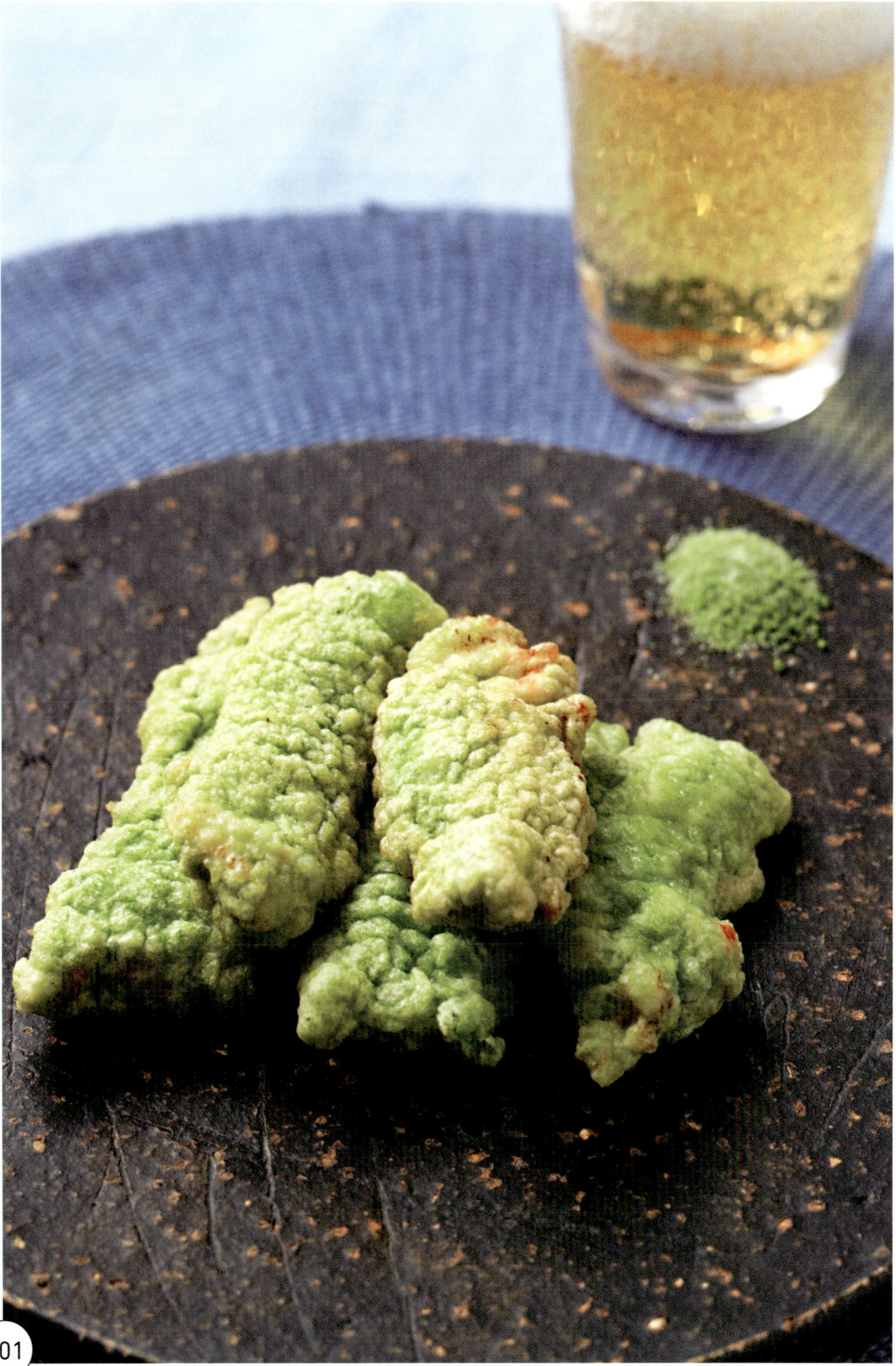

いらいらや不安をとり除き、精神を落ち着かせる

白菜と牡蠣のあんかけ焼きそば

この食材に注目

牡蠣

「血」や「水」を補って精神を安定させ、気分の落ち込みや不眠を改善します。

白菜

体内の余分な水分と熱をとる働きがあります。また、便秘の改善も助けます。

材料［2～3人分］

白菜 —— 400g
牡蠣 —— 100g
焼きそば用の麺 —— 2玉
酒 —— 大さじ1
オイスターソース —— 大さじ1
塩 —— 適量
片栗粉 —— 大さじ1
ごま油 —— 適量

作り方

1 白菜はざく切りにして厚手の深鍋に入れ、牡蠣をのせて酒を振りかけ、蓋をして弱火にかけ、20～30分蒸し煮にする。
2 白菜がやわらかくなってかさが減ったら、オイスターソースを加え、味をみながら塩で調える。片栗粉を倍量の水で溶いて加え、混ぜながら煮立てて強めのとろみをつける。
3 フライパンを熱して多めのごま油をひき、ほぐした麺を1人分ずつ入れて弱火で焼く。カリッと香ばしく焼けたら裏返して焼く。
4 麺を皿に盛り、**2**をかける。

こんな症状・体質にも 貧血・立ちくらみ むくみ

牡蠣は「血」を補うので貧血や立ちくらみの改善を助けます。
白菜は利尿作用によりむくみを改善します。

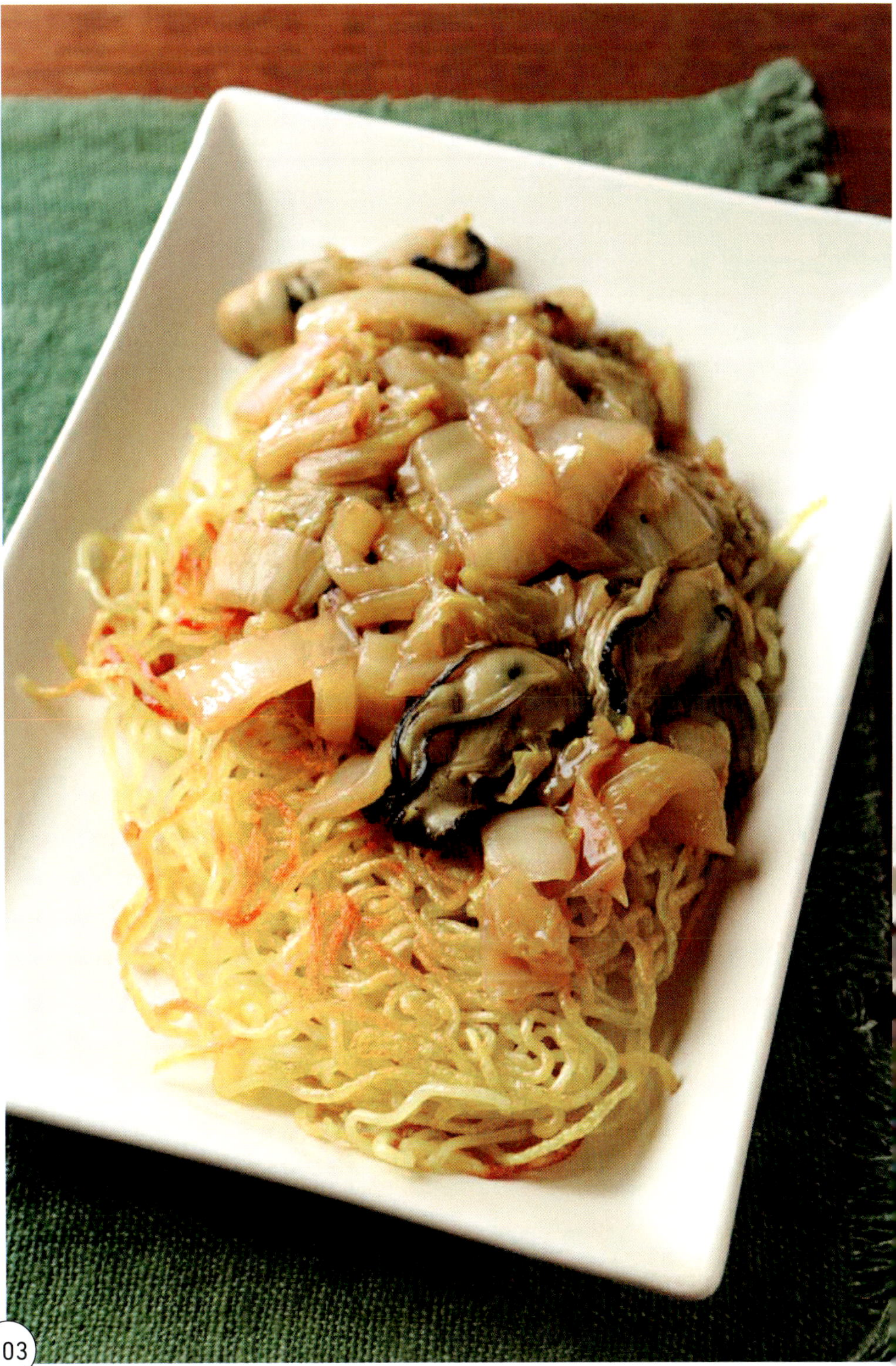

情緒不安が気になり、疲れを感じるときにおすすめ

春菊と鶏肉の中華スープ

この食材に注目

春菊

「肝」と「心」に働きかけてストレスによる不調を緩和します。頭をすっきりさせ、目の充血をやわらげるなど、上半身の熱を冷まして気分をリフレッシュさせます。

材料［2～3人分］

春菊 ―― 1/2束
鶏手羽元 ―― 3本
A ザーサイ ―― 15g
A しょうが ―― 1片
A にんにく ―― 1片
A 長ねぎ ―― 1/4本
ごま油 ―― 大さじ1/2
塩 ―― 適量
しょうゆ ―― 適量

作り方

1 春菊は3㎝長さのざく切りにし、**A**はすべてみじん切りにする。
2 鍋にごま油を熱して**A**を炒め、香りが立ったら鶏手羽元、水3カップを加えて煮る。途中で水が減ったら足しながら30分ほど煮て、味をみながら塩、しょうゆで調える。
3 あら熱がとれたら鶏手羽元をとり出し、肉を骨からはずしてほぐす。
4 **2**の鍋に鶏肉をもどして火にかけ、春菊を加えてひと混ぜし、さっと煮る。

こんな症状・体質にも お腹が冷える　疲労　食欲不振

鶏肉、しょうが、にんにく、長ねぎは体を温め、とくに鶏肉はお腹を温めます。鶏肉は「気」を補って疲れをとり、胃腸の不調を改善します。

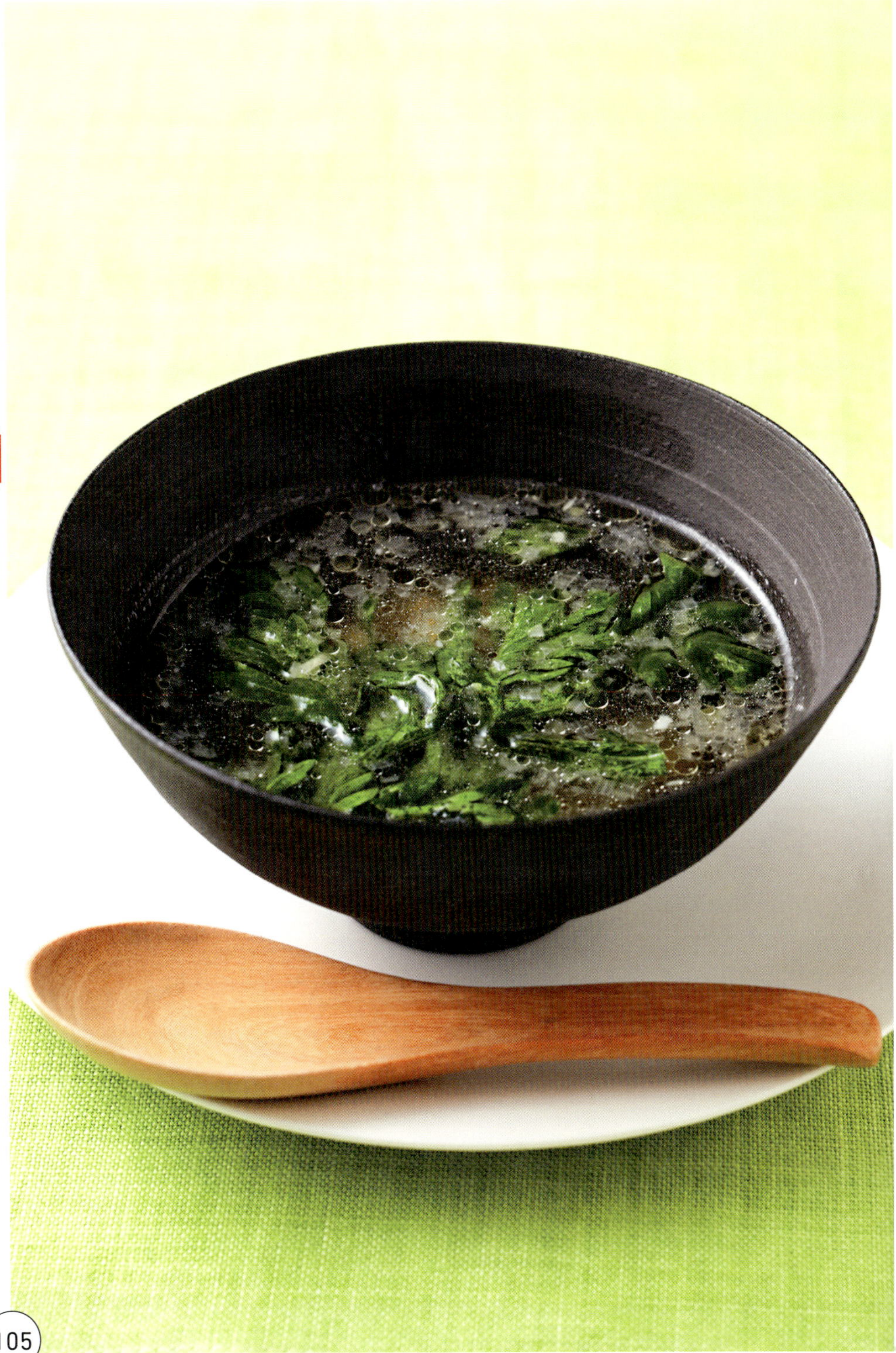

いらいらして胃弱を感じたらこんな組み合わせで

春の青菜と大根入り鶏の雑炊

この食材に注目

せり

「肝」の熱を冷まし、いらいらを鎮めて怒りっぽくなるのを緩和します。根も捨てずに食べると効果的。

鶏肉

体を温めて胃の不調を改善する働きがあります。体力が低下したときの栄養補給に適しています。

材料［2～3人分］

鶏もも肉 —— 1枚
せり —— 1/2束
大根 —— 3㎝
大根の葉 —— せりと同量
三つ葉 —— 適量
ごはん —— 茶碗2杯分
塩 —— 適量
酒 —— 1/4カップ

※大根の葉はかぶの葉でもよい。

作り方

1 鶏肉は塩少々をすり込んで鍋に入れ、酒をかけて水をひたひたに加え、蓋をして中火で蒸し煮にする。

2 火が通ったら肉をとり出し、冷ましてそぎ切りにする。スープはざるでこす。時間があれば、スープは冷蔵庫で冷やし、表面に固まった脂をとるとよい。

3 せりは葉と茎はざく切り、根はよく洗って細かく刻む。大根はいちょう切りにし、葉は粗みじん切りにする。三つ葉はざく切りにする。

4 鍋に2のスープ、ごはん、大根を入れ、水をごはんの上2㎝くらいかぶるまで加え、火にかけて煮立てる。弱火にして大根に火が通るまでコトコト煮る。途中でせりの根も加えて煮込む。

5 塩で味を調え、鶏肉、せり、大根の葉、三つ葉を加え、ざっと混ぜる。

こんな症状・体質にも　肩こり　胃弱

三つ葉は「気」の巡りをよくしてストレスによる肩こりを緩和します。また、大根とともに胃腸の働きを整えます。

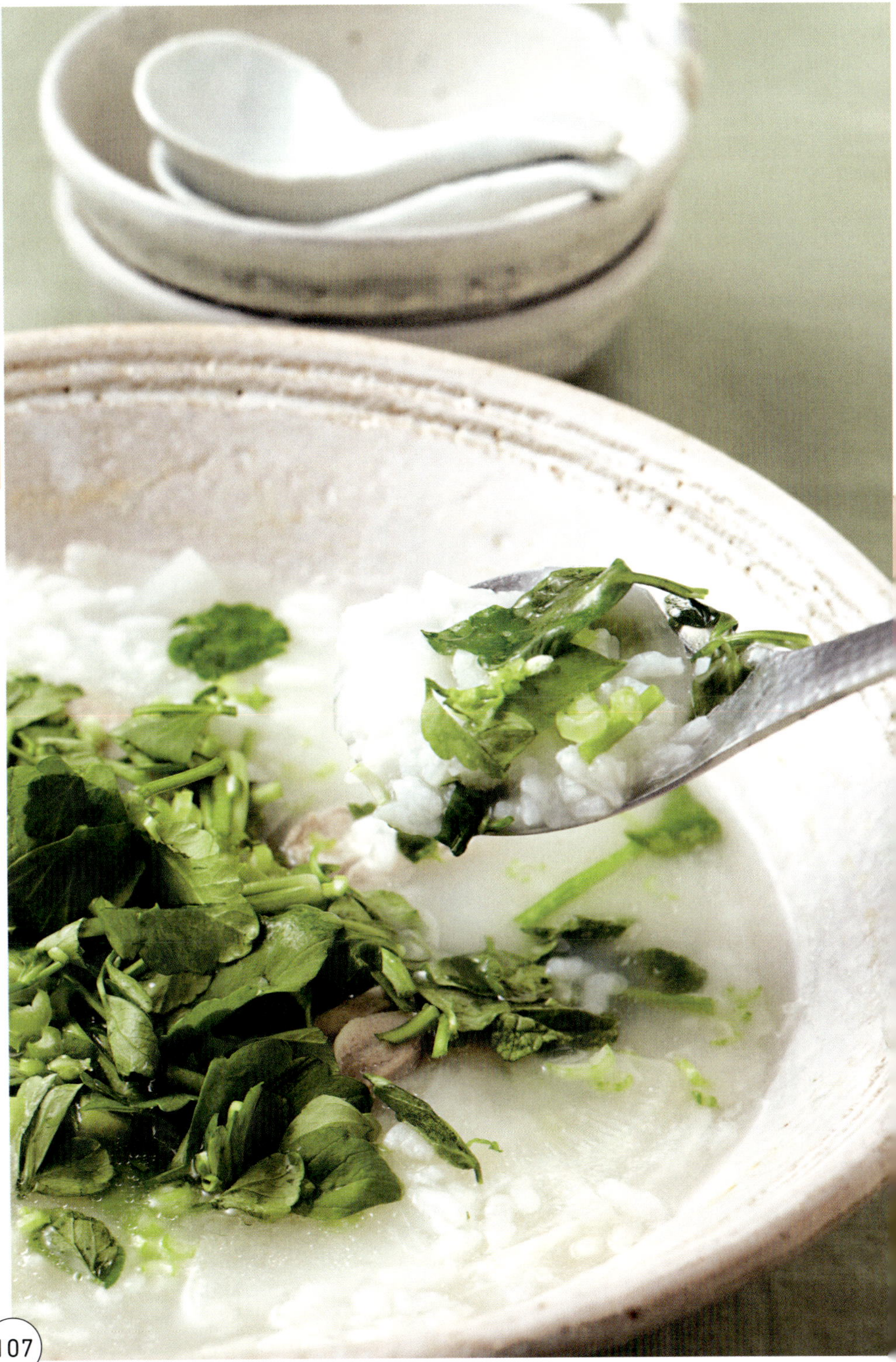

7 免疫力を上げたい

ととのうポイント

免疫力を高めることは、感染症への対抗はもちろん、がんにも大きく関係します。免疫力が十分にあれば、がんの拡大や転移を食い止め、手術のダメージからの回復をうながし、抗がん剤治療などの副作用の軽減にも役立ちます。免疫力を上げるには「五臓」すべてをいたわる必要がありますが、とくに「脾」「肺」「腎」によい食材を知りましょう。そして、体のベースとして「気」と「血」を補う食材をとることも大事です。

タイプ1 胃腸が弱く、口内炎になりやすい

胃腸が弱いため栄養が吸収されず「気」が不足して免疫力が落ちています。下痢、疲れやすい、舌がぽってり大きく白いなどの症状もあります。「五臓」の「脾」をいたわり、「気」と「血」を補う食材を食べましょう。

おすすめ食材

「気」と「血」を補う食材

牛肉、うなぎ、たこ、鮭、さば、たら、ぶり、いわし、あなご、あんこう、かつお、まぐろ、なつめ、ぶどう

「脾」をいたわる食材

納豆、玄米、はとむぎ、じゃがいも、山いも、大豆、ブロッコリー、アスパラガス、にんじん、枝豆、かぼちゃ、ココナッツ、りんご、鯛、さわら、ひらめ、鴨肉、鶏肉、オートミール、かぶ、カリフラワー、豆腐、まいたけ

タイプ 2

風邪・インフルエンザに毎年かかってしまう

このタイプは「五臓」の「肺」に潤いが足りず、粘膜が乾燥するので感染症にかかりやすくなります。「肺」を潤す食材、体に潤いを与える食材、体内で潤いを生み出す食材を食べましょう。

おすすめ食材

「肺」を潤す食材

山いも、白きくらげ、にんじん、百合根、あんず、いちじく、びわ、カキ、梨、アーモンド、ぎんなん、松の実、落花生、氷砂糖、水あめ、オリーブ

体に潤いを与える食材

豚肉、鴨肉、卵、乳製品、ぶり、ほたて、牡蠣、黒豆、アスパラガス、エリンギ、白きくらげ、にんじん、ほうれん草、黒ごま、山いも、氷砂糖、オクラ、オリーブ、牛乳、冬瓜、はまぐり

体内で潤いを生み出す食材

豆乳、豆腐、オクラ、きゅうり、ズッキーニ、冬瓜、トマト、あんず、梅、梨、びわ、マンゴー、みかん、メロン、桃、ライチ、りんご、レモン、乳製品

タイプ 3

膀胱炎・尿道炎を繰り返す

冷えにより再発することがあり、尿量が少なく、むくみやすいタイプ。下半身が冷えてだるく、耳鳴り、舌が白いなどの症状もあります。「腎」の機能が悪いので「腎」を温めていたわる食材、体のベースとなる「気」と「血」を補う食材、体を温める食材を食べましょう。

おすすめ食材

「腎」を温めていたわる食材

えび、ラム肉、鹿肉、鶏レバー、栗、くるみ、にら、赤貝、ムール貝、シナモン、八角、クローブ、フェンネル

体を温める食材

鶏肉、まぐろ、えび、ねぎ、しょうが、にんにく、こしょう、唐辛子、黒糖、よもぎ、甘酒、ラム肉、鹿肉、シナモン

「気」と「血」を補う食材

牛肉、うなぎ、たこ、鮭、さば、たら、ぶり、いわし、あなご、あんこう、かつお、まぐろ、なつめ、ぶどう

豆は、免疫の要である〝胃腸〟をすこやかに

豆とクスクスのサラダ

この食材に注目

枝豆

「気」「血」「水」の巡りをよくして消化力をアップし、疲労回復を助ける働きがあります。

ひよこ豆

「脾」を整えて胃の働きをよくします。便秘や貧血の改善を助けます。

材料 ［3～4人分］

枝豆 —— 250～300g
ひよこ豆（ゆで）—— 1カップ
クスクス —— 1/2カップ
玉ねぎ —— 1/4個
A ┃ レモン汁 —— 大さじ1
A ┃ オリーブ油 —— 大さじ1
A ┃ 塩 —— 小さじ1/2
塩 —— 適量

※ひよこ豆は水煮缶を使っても。

作り方

1 枝豆は塩ゆでにしてさやをむき、正味1カップほど用意する。
2 クスクスはひたひたの熱湯をかけ、蓋をして蒸らしておく。
3 ボウルに玉ねぎをすりおろして入れ、**A**を混ぜ、ひよこ豆、枝豆、クスクスを加えてあえる。味をみて足りなければ塩で調える。

こんな症状・体質にも むくみ 二日酔い 夏バテ

枝豆、ひよこ豆はともに水分代謝を整え、むくみを改善します。
枝豆は酒の毒を排出します。クスクスは熱をとるので夏バテの改善に有効。

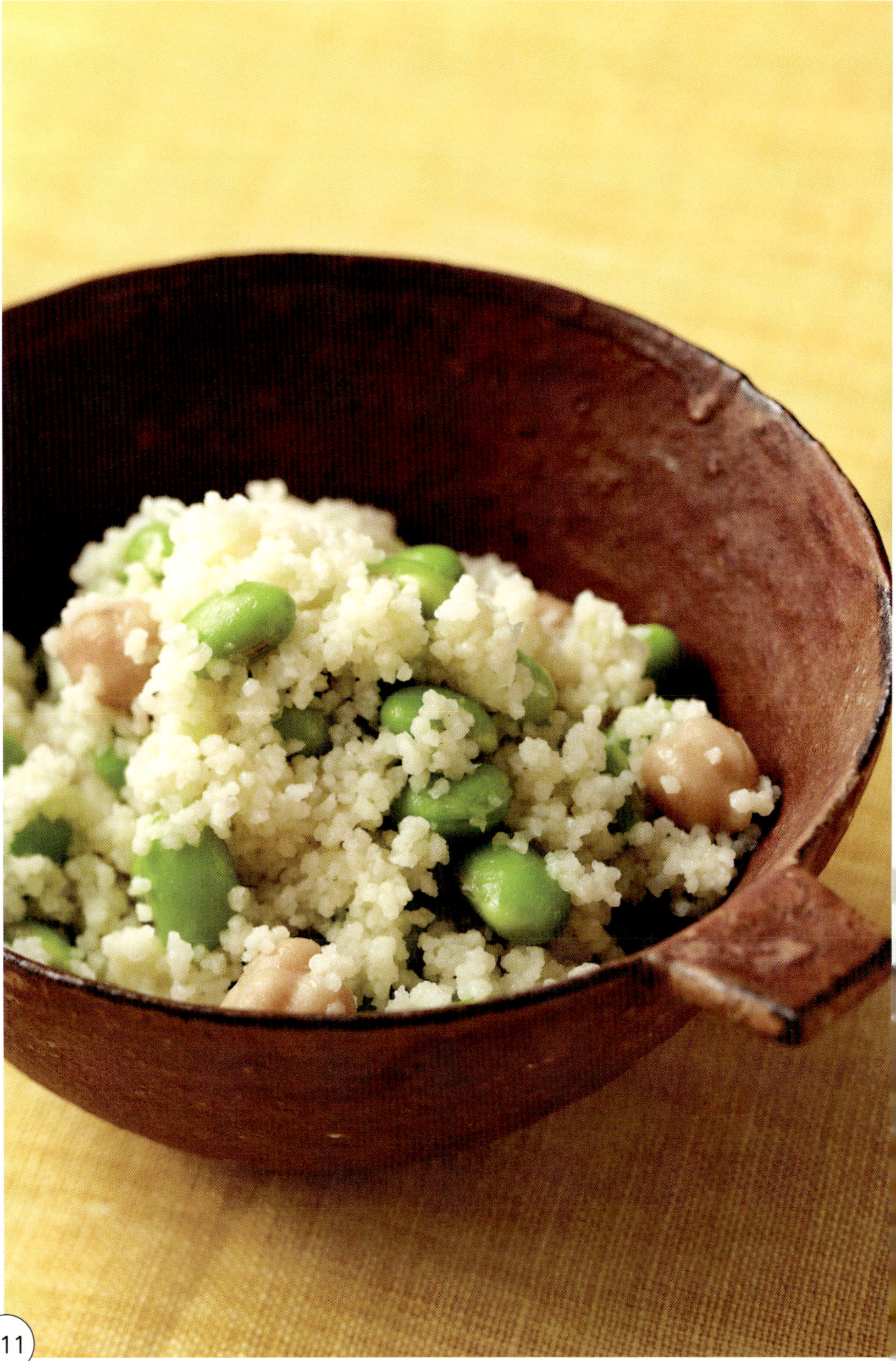

栄養と潤いを与えて体を温め、内臓機能をすこやかに

いかのにらあえ

この食材に注目

いか

「血」「水」を補って月経不順や更年期トラブルなどを改善します。「肝」「腎」に働きかけて疲労を回復します。

にら

「気」「血」の巡りをよくして筋肉をやわらかくし、体を温めます。

材料 ［2～3人分］

いか刺身 —— 150g
にら —— 1束
白いりごま —— 大さじ1
A ごま油 —— 大さじ1/2
A しょうゆ —— 大さじ1/2
A 酢 —— 大さじ1/2

作り方

1 にらは熱湯でさっとゆで、冷水にとって冷まし、かたくしぼってから細かいみじん切りにする。
2 白ごまはすり鉢で軽くすり、**A**を混ぜる。
3 いかは細切りにして**2**に入れ、にらも加えてよくあえる。

こんな症状・体質にも 血色が悪い 目のくま ストレス

にらは血行をよくするので、顔色をよくして目のくまを改善します。
いかは精神不安を鎮め、ストレス緩和を助けます。

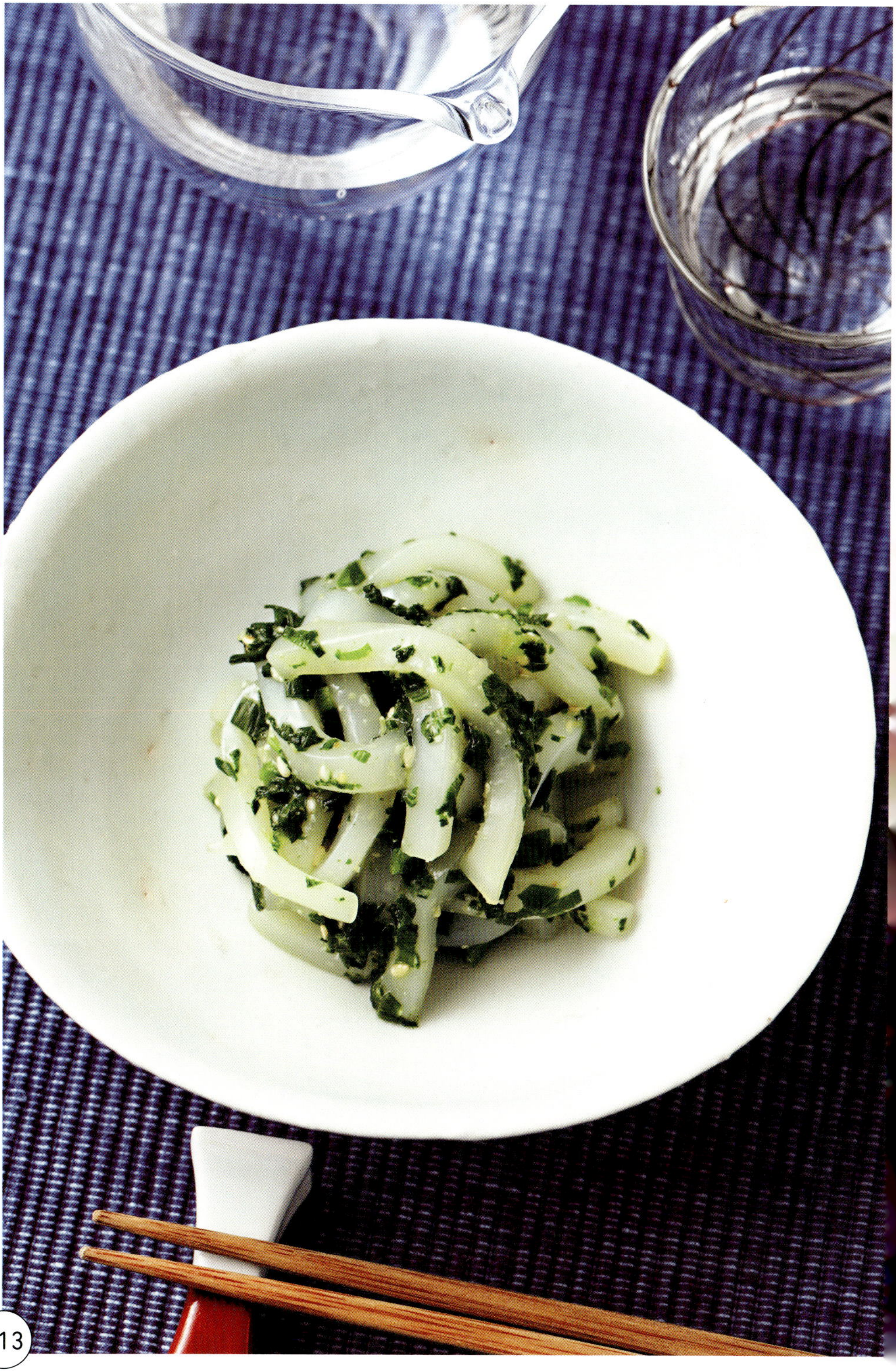

全身を滋養して免疫力アップに役立つ

紅花入り鶏スープがゆ

この食材に注目

米

胃腸をすこやかにして消化吸収機能の回復を助けます。体を温めも冷やしもしない性質で、元気のもとを作り出します。

材料 [2 ～ 3人分]

鶏もも肉 —— 1枚
しょうが —— 2片
陳皮 —— 3 ～ 5g
紅花 —— 大さじ1
米 —— 1/2カップ
塩 —— 適量
酒 —— 大さじ2
ごま油 —— 少々
あさつき —— 3 ～ 4本

※陳皮は中華材料で入手可能。
紅花はなければ省いてよい。

作り方

1 しょうがは半分は薄切り、半分はみじん切りにする。陳皮は水につけてやわらかくし、細かく刻む。

2 鶏肉に塩小さじ1/2くらいをすり込み、厚手の鍋に入れて酒を振りかけ、ひたひたの水、薄切りのしょうがを加えて蓋をし、弱めの中火で10分ほど蒸し煮にする。蓋をしたまま蒸らす。

3 **2**のあら熱がとれたら鶏肉をとり出して細く裂く。煮汁はしょうがを捨て、一度冷まして表面の脂をとり、水を足して4カップにする。

4 厚手の深鍋にごま油を熱し、米、みじん切りのしょうがを炒め、米が透き通ってきたら**3**のスープを加えて煮立て、弱火にして煮る。

5 米の芯がなくなっておかゆができたら、陳皮と紅花を加え、塩で味を調える。器に盛って鶏肉をのせ、小口切りにしたあさつきを散らす。

こんな症状・体質にも 冷えやすい 膨満感 血行不良

鶏肉、しょうがは体を温めます。
陳皮は「気」を巡らせて膨満感を改善。紅花は血行をよくします。

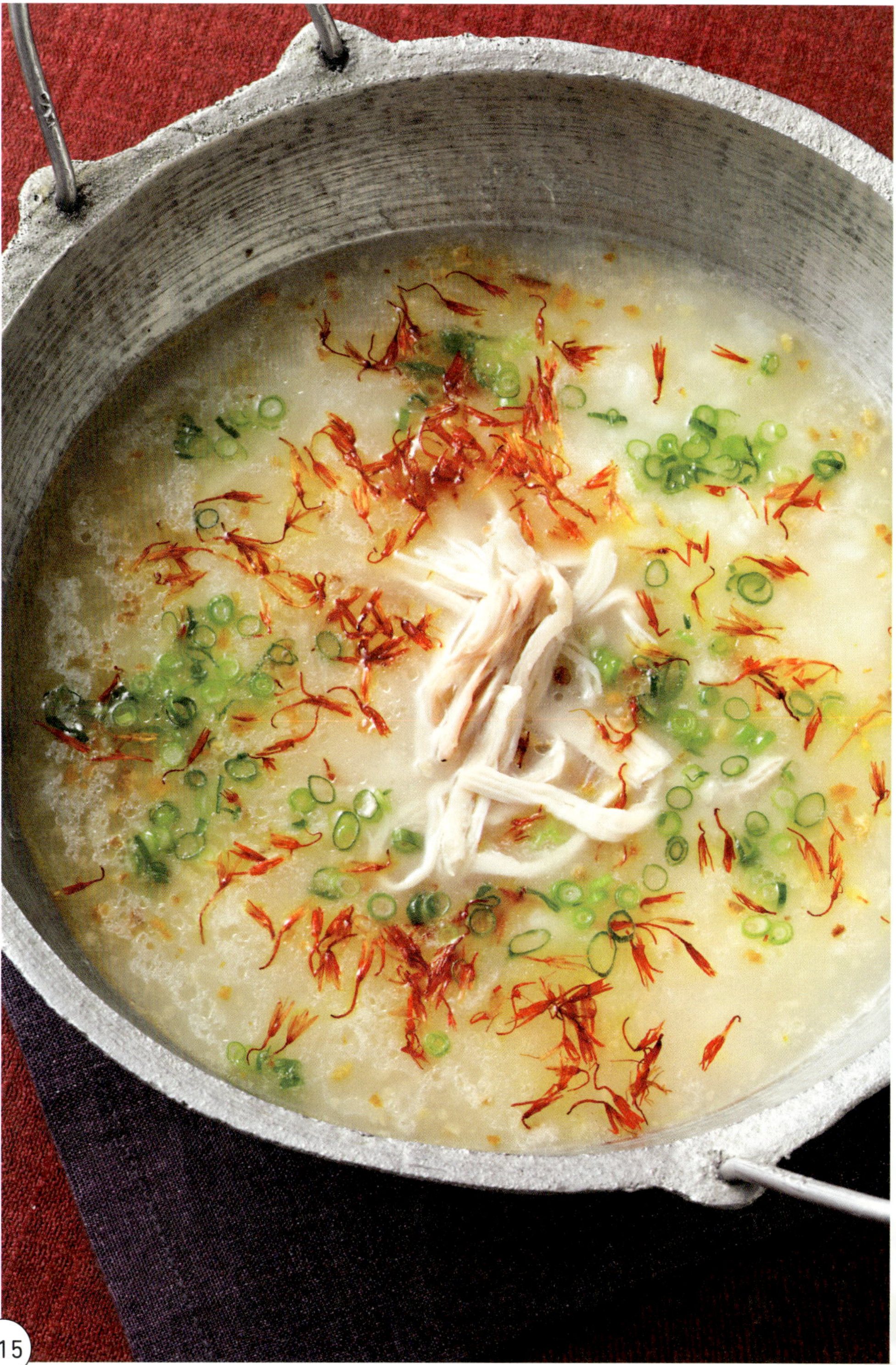

かつおの梅しそ風味春巻き

かつおが体力を高め、青じそが気分をリフレッシュ

この食材に注目

かつお

「気」「血」を補って疲労倦怠感を改善し、弱った胃腸の回復を助けます。

青じそ

「気」の巡りをよくしていらいらを改善し、食欲を増進させて免疫力アップを助けます。

材料 ［2～3人分］

かつお（刺身用さく）
—— 200g
梅干し —— 3個
春巻きの皮 —— 4枚
青じそ —— 16枚
酒 —— 小さじ1
薄力粉 —— 適量
ごま油 —— 適量

作り方

1 梅干しは種をとり、すり鉢でするか包丁でたたいてペースト状にし、ボウルに入れて酒を混ぜる。
2 かつおは16等分に切り、1に入れてあえる。
3 春巻きの皮は1枚を4つに切り、小16枚にする。1枚に青じそ1枚、かつお1切れをのせて巻き、巻き終わりは薄力粉を水で溶いたのりで止める。
4 フライパンにごま油を多めに熱して春巻きを並べ入れ、上下を返しながらこんがり揚げ焼きにする。

こんな症状・体質にも　口の渇き　下痢　食欲不振　疲労

梅干しは全身を潤して水分代謝を整え、口の渇きや下痢を改善します。また、食欲を増進させて疲労回復にも有効。

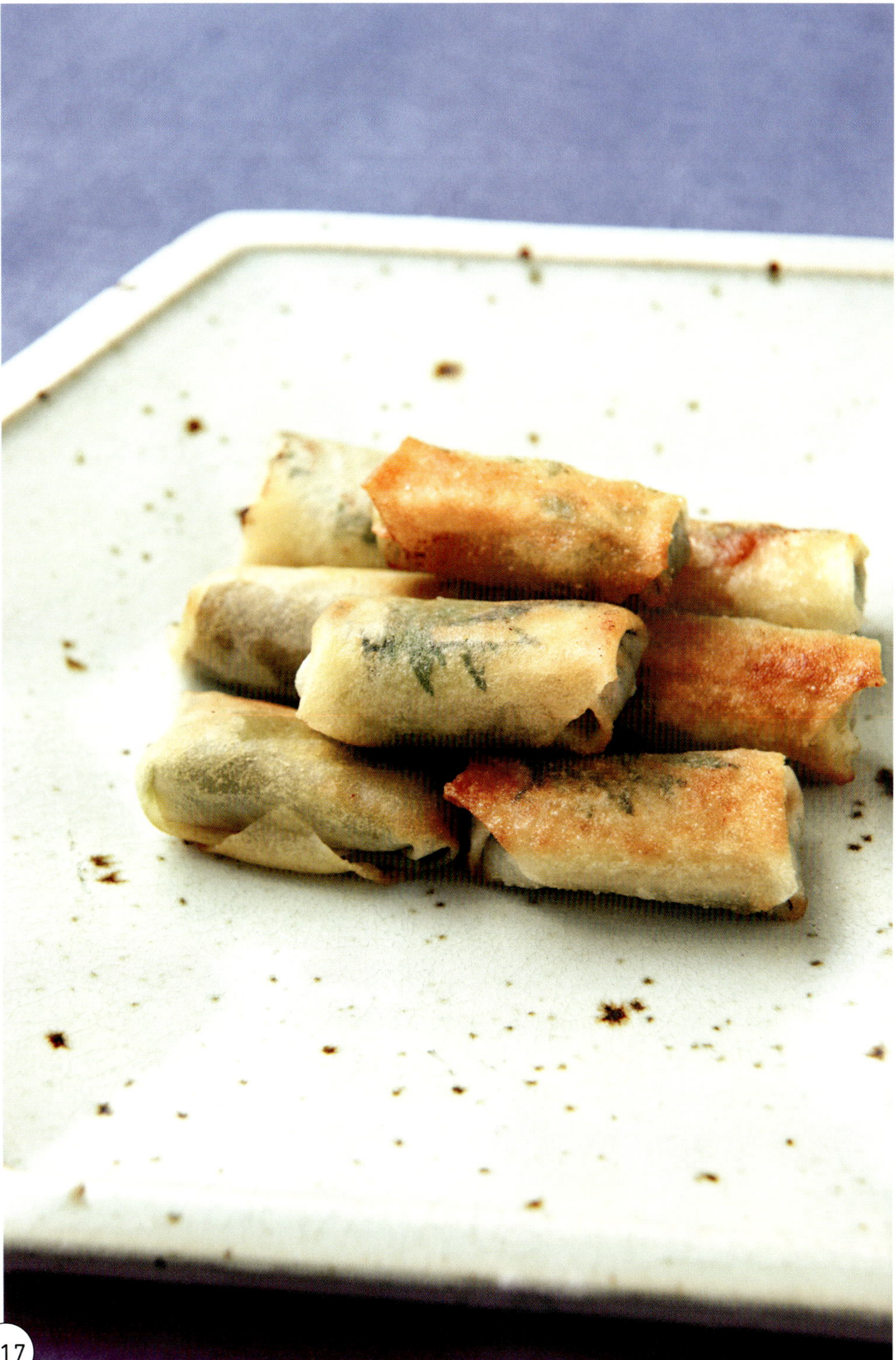

鴨肉は栄養と潤いを補って体を丈夫にする

鴨肉と長ねぎのサラダ

この食材に注目

鴨肉

「血」「水」を補って、水分代謝を助けて栄養を与えます。

長ねぎ

体を温めて発汗をうながします。寒さをはね返し、風邪を予防します。

材料 ［2～3人分］

鴨むね肉 —— 1枚
長ねぎ —— 1本
玉ねぎ —— 中1/4個

A
- レモン汁 —— 大さじ1
- しょうゆ —— 大さじ1
- 黒酢 —— 大さじ1
- 塩 —— 小さじ1/2

作り方

1 鴨肉はフライパンに皮目を下にして入れ、弱火にかけてじっくり焼く。皮がカリカリになって肉の下半分が白くなったら、フライパンの脂をペーパータオルでふき、裏返して焼く。側面も焼き、ミディアムレアに仕上げる。とり出して冷ましておく。

2 長ねぎは2cm長さのぶつ切りにし、**1**のフライパンで転がしながら焼く。表面はこんがり、中はやわらかくなればよい。

3 ボウルに玉ねぎをすりおろして入れ、**A**を混ぜてドレッシングを作る。

4 鴨肉は3～5mm厚さに切り、長ねぎと**3**のボウルに入れてあえる。

こんな症状・体質にも むくみ　肌や髪の乾燥　ドライアイ

鴨肉はむくみをとる働きがあります。
レモンは全身を潤し、肌や髪の乾燥とドライアイを改善します。

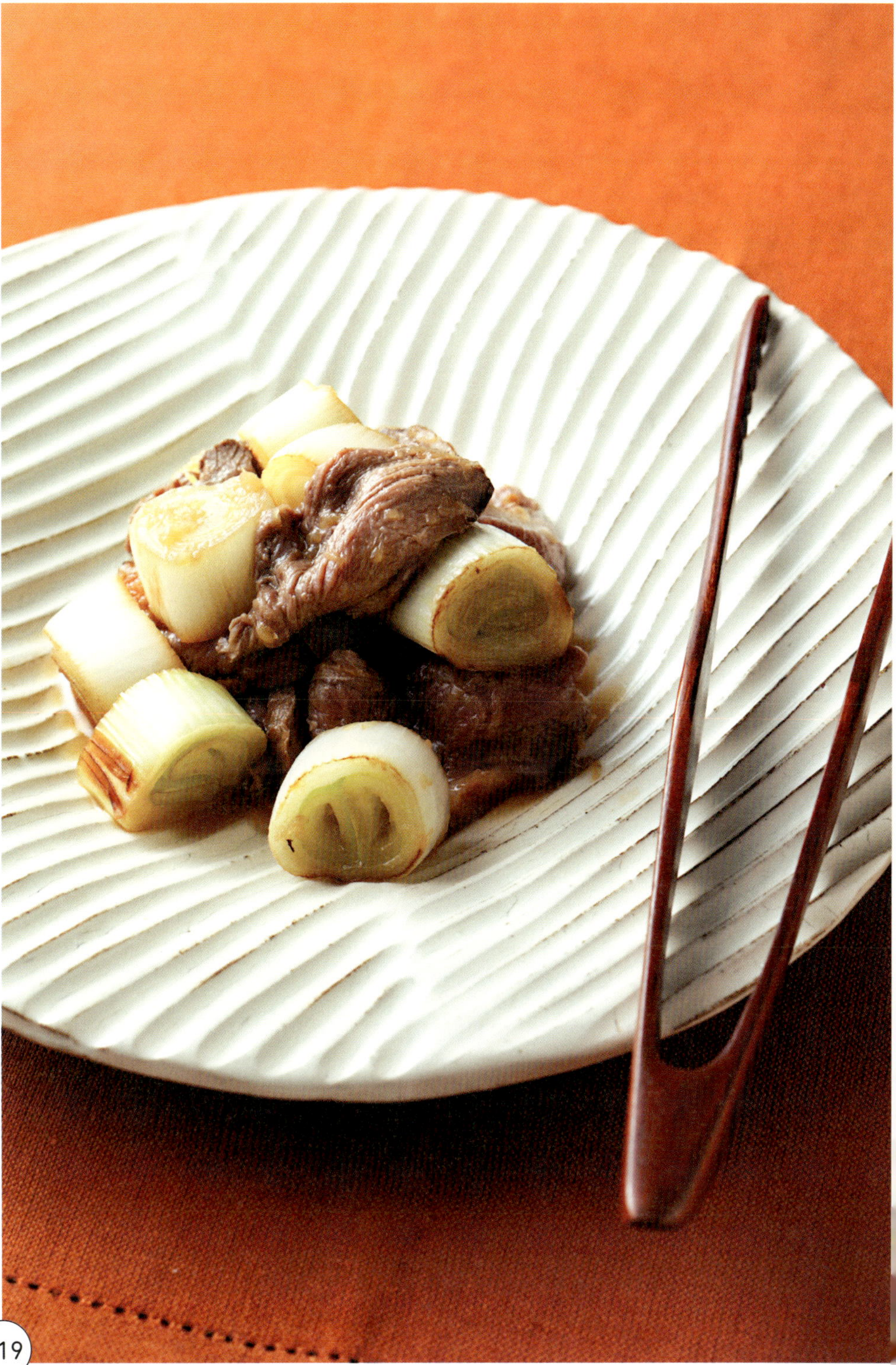

鮭はエネルギーと栄養を与え、免疫力の向上を助ける

サーモンペースト

この食材に注目

鮭

「気」「血」を補い、体を芯から温めます。疲れた胃腸の回復を助けます。

オリーブ油

喉の炎症をよくし、咳を鎮める働きがあります。

材料 ［2～3人分］

生鮭 —— 2切れ（正味180g）
酒 —— 1/4カップ
塩 —— 適量
オリーブ油 —— 大さじ2

※オリーブ油はあればレモン風味のものを。

作り方

1 鮭は皮、骨、血合いをとり、薄切りにしてから細かく切る。
2 鍋に鮭、酒、塩ひとつまみ、水1カップを入れて火にかけ、煮立ったらアクをとって中火にし、へらで鮭をくずしながら15分ほど煮る。
3 水分がとんでそぼろ状になったら火を止め、オリーブ油を混ぜ、塩で味を調える。まとまりにくければオリーブ油を足して調整する。器に盛り、あればレモンの輪切りを飾る。

こんな症状・体質にも 血色が悪い 便秘

鮭は血行をよくするので血色が悪いのを改善します。
オリーブ油は潤いを与えて便秘の改善にも有効。

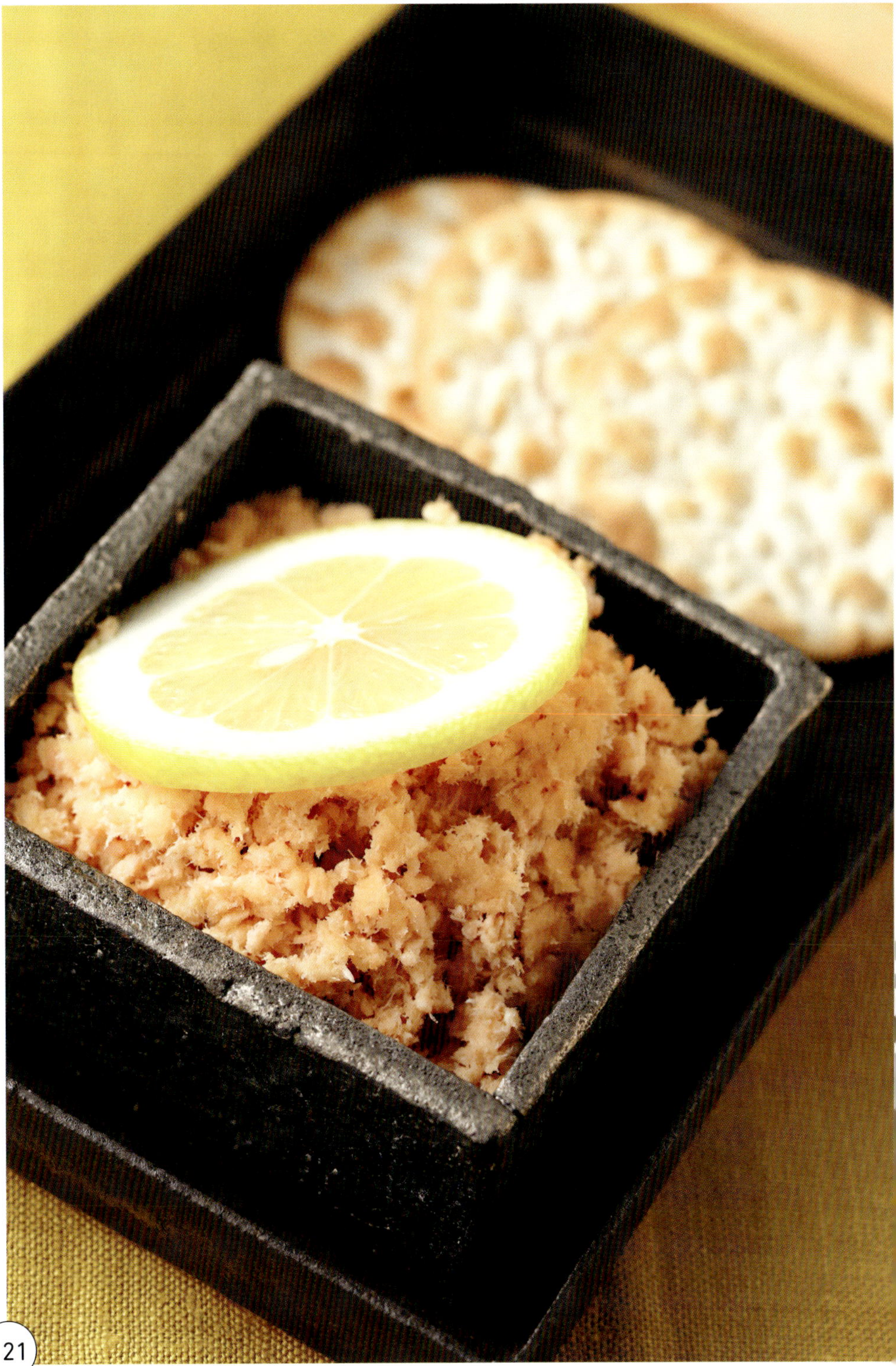

まいたけは疲労をいやして全身の機能を高める

まいたけの松の実クリームソース

この食材に注目

まいたけ

「五臓」すべての働きを高め、身体機能をよくして疲労を回復します。

松の実

体に潤いを与える働きがあり、乾燥による風邪の予防、咳の改善を助けます。

材料［2～3人分］

まいたけ —— 2パック

松の実 —— 1/2カップ

にんにく —— 1片

パルメザンチーズ

（すりおろし）—— 大さじ1

塩 —— 小さじ1/2

生クリーム —— 1/2カップ弱

オリーブ油 —— 大さじ1

※チーズはできるだけおろしたてを使う

作り方

1 まいたけは食べやすく手で裂く。

2 パルメザンチーズは松の実、塩とフードプロセッサーにかけて（ミキサー、すり鉢でも）ペースト状にする。生クリームを加え、へらでそっと混ぜる。乱暴に混ぜると分離してしまうので注意する。

3 にんにくはみじん切りにし、オリーブ油を熱したフライパンで炒め、香りが立ったらまいたけを加えて炒める。

4 まいたけがしんなりしたら2のソースを加え、手早くあえて盛りつける。あれば好みの香草をのせる。

こんな症状・体質にも

乾燥　便秘

まいたけ、松の実はともに潤す力により、肌や髪、爪の乾燥を改善します。また、どちらも便秘改善にも役立ちます。

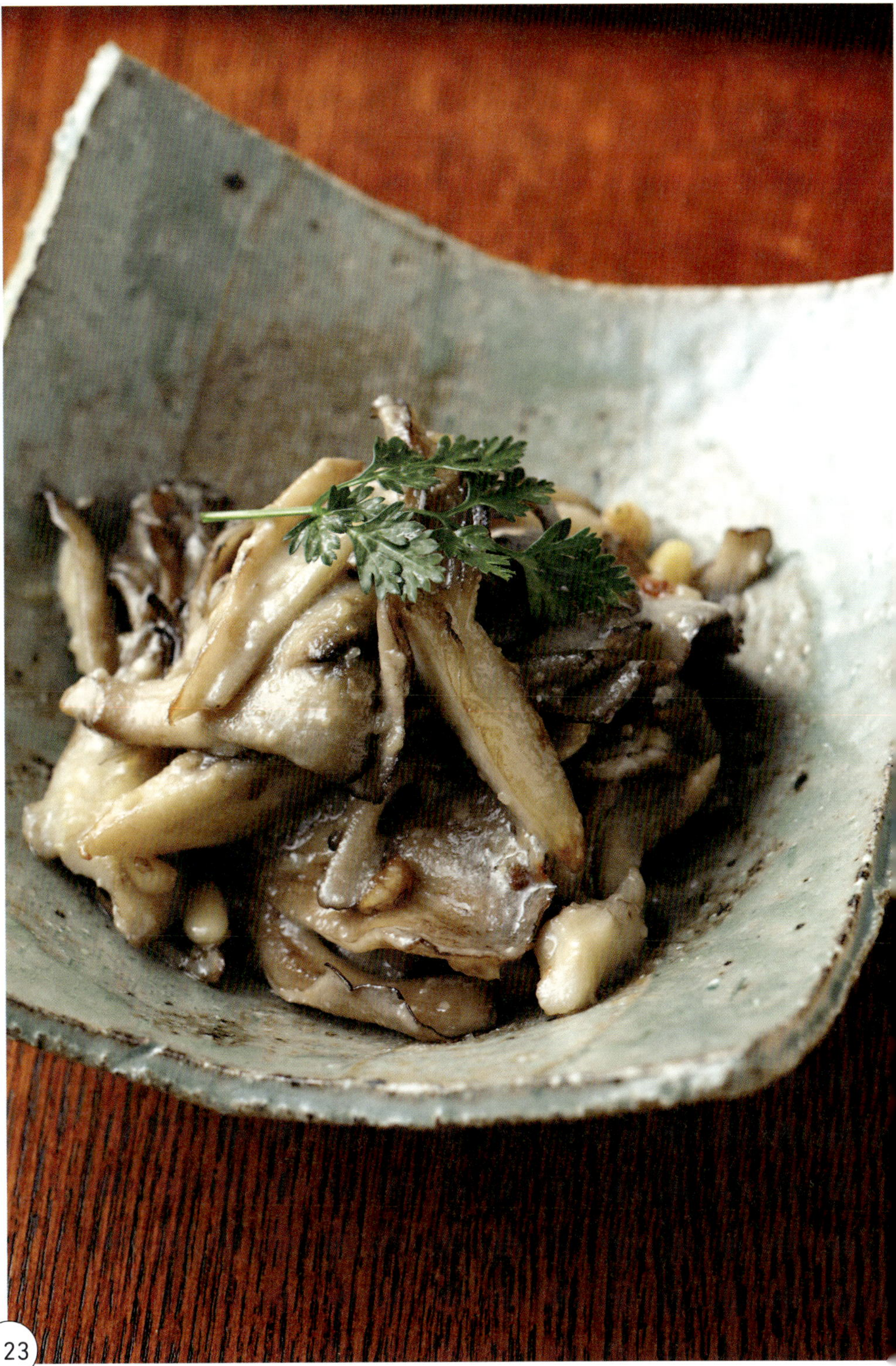

7つの悩み対策に役立つ

食材一覧表

この本に登場する食材を五十音順に並べ、
登場するページをまとめました。
どんな悩みによいか、○印（とくに有効なものは◎）をつけました。
食材を選ぶときの参考にしてください。

食材名	掲載ページ	目の疲れ・視力が落ちた	肌と髪を守りたい	脳の老化が不安	太りやすくなった	足腰の痛み・衰え	うつ・無気力が心配	免疫力を上げたい
合いびき肉	P68		○	○		○		◎
青じそ	P52、116							○
赤唐辛子	P82、84					○		
あさつき	P26、52、114					○		○
アボカド	P74		○					○
いか	P112	◎	○					○
いちじく	P32		○					◎
いわし	P40、52	○	○	◎				◎
うどん	P86						○	
うなぎ	P88	◎	○					○
梅干し	P116				○			○
枝豆	P110		○		◎			○
えび	P54			◎		◎		○
エリンギ	P84						◎	◎
オートミール	P68				◎			○
オクラ	p22				○		○	◎
オリーブ油	P20、26、32、60、64、68、74、76、84、110、120、122		○		◎			○
牡蠣	P102	◎	○	○			◎	
かじきまぐろ	P92	◎		○	○			
かつお	P116		◎	○		○		◎
かぶ	P88、98				◎	○	○	○
かぼちゃ	P20				○	◎	○	○

食材名	掲載ページ	目の疲れ・視力が落ちた	肌と髪を守りたい	脳の老化が不安	太りやすくなった	足腰の痛み・衰え	うつ・無気力が心配	免疫力を上げたい
鴨肉	P118		○		◎		○	
カリフラワー	P38			◎	○	◎		○
カレー粉	P38、80			○		○		○
きくらげ（黒）	P72		○					◎
きくらげ（白）	P34		◎					○
キャベツ	P66、76			◎		○		
牛肉	P80、86、94					○		○
牛乳	P30、36、38、68				○			○
きゅうり	P74				◎			○
きんかん	P98	◎		○	◎			
クスクス	P110						○	
くず粉	P42、88							○
くるみ	P56、80		○	◎		◎		
クレソン	P94	◎	○		○			
クローブ	P80			◎		○		○
ゴーヤ	P22				○		◎	
黒糖	P24			○		◎		
ごぼう	P86				○			○
ごま油・いりごま	P50、52、62、70、82、86、102、104、112、114、116		○		◎			
米	P48、66、80、106、114							○
鮭	P120		◎	○				○
さつまいも	P44		○		○		○	○
里いも	P88			◎	◎			○
しいたけ	P42、48、54	○	○					
シナモン	P44、80			◎		◎		
しめじ	P42		○					◎
じゃがいも	P20、38		○				○	○
香菜	P62、74				○	○		
春菊	P104	◎			○			◎
しょうが	P26、50、52、56、70、80、98、104、114					◎		○
酢	P24、32、52、84、92、98、112、118		○		◎	◎		
スパゲッティ	P60						○	

食材名	掲載ページ	目の疲れ・視力が落ちた	肌と髪を守りたい	脳の老化が不安	太りやすくなった	足腰の痛み・衰え	うつ・無気力が心配	免疫力を上げたい
スペアミント	P60	○						○
せり	P106	◎			◎			
セロリ	P62、76	◎			○			
そうめん	p22						○	
大根	P34、62、82、106				◎			
大豆	P48		○		○		○	◎
卵	P22、64、68、80、100		○	○			◎	○
玉ねぎ	P20、22、30、36、38、50、60、68、74、76、80、92、94、110、118		○	○	◎	○		
ちくわ（たらが原料）	P22	○	○					○
ちりめんじゃこ	P48	○	○	◎				◎
チンゲン菜	P70		○	○			◎	
陳皮	p114	○			◎			
甜麺醤（日本製）	P82							○
冬瓜	P76		○	○	◎			○
豆腐	P42				○			◎
とうもろこし	P66				◎			
トマト	P68、80、92	◎			○		○	
鶏肉	P34、100、104、106、114		○			◎		○
鶏レバー	P24	◎		◎		◎		○
長いも	P76		◎	○		○		○
長ねぎ	P50、54、104、118					○		○
なす	P60		○	◎	○			
ナツメグ	P38、44、80					◎		
菜の花	P40		◎		◎			
生クリーム	P38、122		○					
にら	P112			◎		◎		○
にんじん	P20、80	◎	◎		○			◎
にんにく	P50、70、76、80、84、104、122					○		○
白菜	P102				◎			○
バター	P30、32、36、38、44		○					
はちみつ	P44、98		○					○

7つの悩み対策に役立つ　食材一覧表

食材名	掲載ページ	目の疲れ・視力が落ちた	肌と髪を守りたい	脳の老化が不安	太りやすくなった	足腰の痛み・衰え	うつ・無気力が心配	免疫力を上げたい
はまぐり	P62	○	○		◎			
春雨	P70				◎		◎	
春巻きの皮	P116						○	
パルメザンチーズ	P30、36、122							○
パン	P30、36						○	
ひよこ豆	P110				○			○
豚肉	P32、50、56、72、96		○	○		○		◎
ぶり	P26	○	○			○		◎
プルーン	P80	◎		○		○		
ブロッコリー	P30			○		○		○
紅花	p114		○	○		○		
ベーコン	P30、64		○	○		○		◎
ほうれん草	P36	○	○				○	
干し貝柱	P70		○	◎		○		○
まいたけ	P122		○		◎			○
マカロニ	P30						○	
マッシュルーム	P36、80		○					○
抹茶	P100	○					◎	○
松の実	P80、122	○	◎	○				◎
三つ葉	P54、86、106	◎			○			
もち	P54					○		○
もちあわ	P66			○	○			
もちきび	P66						○	○
焼きそば	P102						○	
やまといも	P34		◎	○		○		○
ゆず（皮）	P42、56			○	◎			
百合根	P96						○	
ラム肉	P82			◎		◎		
レタス	P72				◎			
レモン	P20、26、40、94、110、118				○			○
れんこん	P88、96					○		○
わかめ	P64				◎		○	

監修 幸井俊高

「薬石花房 幸福薬局」代表、中医師。東京大学薬学部、中国・国立北京中医薬大学卒業。アメリカ・ジョージワシントン大学経営大学院修了。『症状・疾患別にみる 漢方治療指針』『医師・薬剤師のための漢方のエッセンス』（ともに日経BP社）、『舌をみれば病気がわかる』（小社）など著書、監修書多数。中国・台湾・韓国で翻訳・出版されているものも多数。

料理 幸井由紀子

国際中医薬膳師。学習院大学、国立北京中医薬大学日本校中医薬膳専科卒業。サンフランシスコ州立大学経営大学院修了。「薬石花房 幸福薬局」にて薬膳部門を担当。

撮影 前川明憲
川上隆二

ブックデザイン GRiD
（釜内由紀江、井上大輔）

校正 ディクション株式会社

構成 キムアヤン

本書の内容に関するお問い合わせは、お手紙かメール（jitsuyou@kawade.co.jp）にて承ります。恐縮ですが、お電話でのお問い合わせはご遠慮くださいますようお願いいたします。

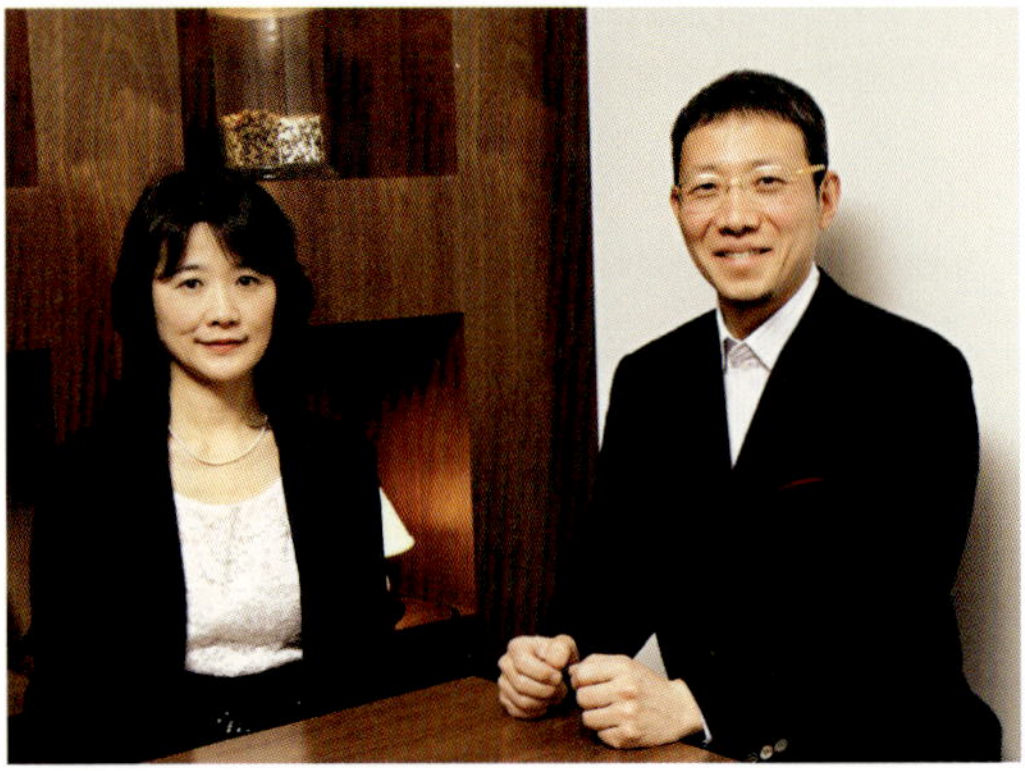

薬石花房 幸福薬局

東京・銀座にある漢方専門薬局。症状や体調、体質などをカウンセリングと診察でしっかり把握し、最適な漢方薬をオーダーメイドで処方する。完全予約制。

https://kofukuyakkyoku.com/

いつもの食材で、おいしい食養生
50歳からの体ととのう薬膳ごはん

2024年9月30日　初版発行
2025年6月30日　2刷発行

著　者　幸井俊高　幸井由紀子
発行者　小野寺優
発行所　株式会社河出書房新社
〒162-8544
東京都新宿区東五軒町2-13
電話　03-3404-1201（営業）
03-3404-8611（編集）
https://www.kawade.co.jp/

印刷・製本　大日本印刷株式会社

Printed in Japan
ISBN978-4-309-29428-5

＊本書は2013年小社刊『幸福薬局の若返り薬膳レシピ』を大幅に再編集して、改題したものです。